云南省教育厅科学研究基金项目：以志愿服务为核心的云南医学生人文精神培育研究（2018JS032）

云南省哲学社会科学教育科学规划项目：“双高计划”背景下云南高职院校“三全育人”长效机制与实施路径研究（AFSZ19013）

教育部人文社会科学研究专项任务项目（高校辅导员研究）：三全育人体系下构建高职高专实践育人共同体研究（20JDSZ3125）

新时代医学生人文精神培育研究

李禹潞　张　磊　著

图书在版编目（CIP）数据

新时代医学生人文精神培育研究/李禹潞，张磊著
. --北京：光明日报出版社，2021.9
ISBN 978-7-5194-6265-9

Ⅰ.①新… Ⅱ.①李… ②张… Ⅲ.①医学教育—人
文素质教育—研究 Ⅳ.①R-05

中国版本图书馆 CIP 数据核字（2021）第 169450 号

新时代医学生人文精神培育研究
XINSHIDAI YIXUESHENG RENWEN JINGSHEN PEIYU YANJIU

著　者：李禹潞　张　磊

责任编辑：鲍鹏飞　　　　　　　　　责任校对：傅泉泽
封面设计：吉　祥　　　　　　　　　责任印制：曹　诤

出版发行：光明日报出版社
地　　址：北京市西城区永安路 106 号，100050
电　　话：010-63169890（咨询），010-63131930（邮购）
传　　真：010-63131930
网　　址：http://book.gmw.cn
E - mail：gmrbcbs@gmw.cn
法律顾问：北京市兰台律师事务所龚柳方律师

印　　刷：清苑县永泰印刷有限公司
装　　订：清苑县永泰印刷有限公司
本书如有破损、缺页、装订错误，请与本社联系调换，电话：010-63131930

开　　本：145mm×210mm　　　　　印　　张：5
字　　数：131 千字
版　　次：2021 年 9 月第 1 版　　　印　　次：2021 年 9 月第 1 次印刷
书　　号：ISBN 978-7-5194-6265-9

定　　价：48.00 元

目　录

绪　论

近几年，医患矛盾越来越突出，医疗纠纷案件层出不穷，这引起了社会各界的广泛关注。人民群众对医疗卫生的需求日益增长，医疗卫生行业的发展不仅关系到人民群众的身体健康，也关系到社会的稳定、和谐与发展。根据现代医学伦理学的研究，传统的医学生物学模式已经被现代"生物—心理—社会"的新型医学模式所取代。变革带给现今医生的巨大挑战在于患者对于医生的需求已经不再满足于治疗身体上的疾病，而且要求医生从人文、伦理、社会关怀的角度去呵护和看守患者，即在治疗疾病的同时能够满足患者的心理、社会等需求。在传统医学模式被新型医学模式更迭的时代背景下，很多高等医学院校在校医学生人文教育严重缺失方面的问题受到了教育界的广泛关注，社会各界逐渐开始重视医学卫生人才的培养问题。

一、研究目的和意义

本研究通过明确新时代背景下的医学人文精神的内涵及其内在规律性，总结医学实践中医学人文精神教育的过程和经验，并努力将其上升到理论的层面来认识和把握。同时，本课题的研究以新时代医学生人文精神培育为视角，把我国优秀人文精神教育融入医学人文教育，引导新时代医学生学会自觉运用人文精神理念去认识和辨析现实世界，目的在于涵养医学生的人文精神，促进医学科学精神与医学人文精神协调，使医学生既拥有过硬的专业本领又拥有深厚的人文素养以及人文精神，进而实现医学生的全面发展。

从理论意义上来看，探究培育医学生人文精神的相关理论与规律，符合医学教育理论研究的需要，有利于丰富医学教育的理论体系，进而为指导医学人文教育实践提供理论依据。通过明确医学人文精神的内涵及其内在规律性，总结医学实践中医学人文精神教育的过程和经验，并努力将其上升到理论的层面来认识和把握，对我们认识医学人文精神的本质，厘清其与相关理论的内在联系，丰富医学人文教育理论内容，构建起新的理论框架有着重要意义。

从实践意义上来看，本研究是关于医学生人文精神培育的研究，在一定程度上有利于提高医学人文教育在医学教育中的地位和作用，有助于培养出满足社会所需的综合型医学人才，有利于化解医患之间的矛盾，促成和谐的医患关系。

重视医学生人文精神的培育，使医学人文认知不断内化为其内心信念，外化为关心、爱护和尊重患者的实际行为，有助于使他们在临床实习乃至成为合格医生后具有良好的医疗行为，从根本上去缓解医患之间的矛盾。最后，有助于提高医疗卫生行业的整体服务质量与水平。医生自身的人文精神如何、人文关怀行为如何将直接影响整个医疗卫生行业的服务质量，因此医学院校在培育未来医疗人员时应十分注重增强对医学生的人文教育，尤其是医学人文精神的培育，来提高医学生在往后医疗服务工作中的仁爱之心、责任感以及奉献精神，从而提升医疗行业整体服务水平。

二、研究的现实背景

（一）医疗改革的要求

2009 年，国家卫生部在全国卫生工作会议上颁布《关于深化城市医疗体制改革试点指导意见》，该文件强调医生要树立"以患者为中心"的职业理念，规范医疗行为，改善服务态度，提高医疗质量，降低医疗费用。随后，卫生部和国家中医药管理局继续在全国范围内深入开展"以患者为中心，以提高医疗服务质量为主题"的医疗改革活动。经过连续多年的努力，目前，我国的医疗改革事业已经取得了一定的成就，基本上实现了医保和新农合的全面覆盖。

医疗改革下一步的重点问题就是如何解决当前愈演愈烈的医患纠纷问题、如何正确分配当前的优良医疗资源，以及如何推行公立医院的改革。与此同时，很多高等医学院校人文教育方面缺失严重的问题受到了教育界和实践工作人员的广泛关注，社会各界逐渐开始重视医学卫生人才的培养问题。因此，医疗改革的发展也促进了医学教育的不断推进，医学教育要坚持培养既能掌握扎实的专业理论和实践知识又能具备强烈责任感和使命感的人才，以医学生全面发展为目标，努力提高医学生思想政治和医学职业道德水平。

（二）医患矛盾现状与医学本质的要求

近年来，医患关系问题愈演愈烈，医疗纠纷案件层出不穷，为了正确而平稳地处理好这一问题，虽然从中央到地方的各级政府及相关部门都采取了一系列的应对措施，但是成效仍然不是十分明显，有一些地方还面临问题加剧的趋势。其中，"2004 年至 2008 年全国法院一审受理医疗事故损害赔偿案件分别是 8854、9601、10248、11099、13875 件"。2008 年比 2004 年增长了将近六成。"辽宁省各级法院 2002 年至 2005 年医疗损害赔偿案件也以每年 10% 的幅度递增。"

2014 年 2 月 17 日，黑龙江齐齐哈尔北钢医院耳鼻喉科医生孙东涛主任在出诊时被突然闯进来的一名男子用钝器击打，经抢救无效死亡。2013 年 10 月 25 日，在浙江温岭第一医院，一名患者冲进门诊，持刀刺杀医生，导致该院耳鼻喉科主任王云杰医师死亡，另有两名医生受伤。这些发生在医院里的一桩桩恶性暴力事件不仅为医院带来了严重的负面影响，也使医生与患者之间的关系变得越来越紧张。分析这一系列频繁发生的医疗纠纷案件，我们可以发现：由技术原因引起的案件比例很小，大部分案件都缘于医学院校在对医学生进行职业精神培养时缺乏人文精神教育。

当下，人类医学的本质特性就是人文精神，其根本宗旨是促进人类身体和心理健康，维护人的生命活力。目前我国高等医学院校医学人才培养的目标和任务是加强对学生的人文教育，改变传统教育的理念，更新教学方式和手段，培育既掌握精湛医术又具备崇高医德的新型医学人才。虽然我国医学院校已经相继开展了对医学生的人文精神教育，但人文精神教育在整个医学教育中被弱化的现象普遍存在，这使得医学生职业精神教育的发展也受到了一定的限制。

（三）医学教育培养目标的要求

医学教育培养目标是保证医生培养质量而提出的，它要求医学教育要与社会需求和现代医学发展模式保持一致。概括来讲，医学教育的培养目标就是要培养一支具有高尚思想品德、深厚宽泛人文基础知识和精湛专业知识，并且具有社会和职业适应能力及竞争意识的医学专门人才。医学生作为未来的医务工作者，他们的执业对象是患者，他们的执业活动直接关系到人们的生命安危和身体健康。这也就意味着，当代医务工作者要通过掌握丰富多元的知识体系，成为具有良好心理素质和创新素质的综合人才，成为既掌握系统的医学专业知识和精湛的专业技能，同时又具备高尚医德的医学人才。

（四）医学人文精神的要求

"人文精神"并不是一个新话题，但是在认识程度上却有深浅之差，从而也影响到人文精神在实施过程中所涉及的范围及层次。医学人文精神要求除了要为患者提供医疗服务之外，还要给予患者更多精神上的、情感上的和文化上的照顾，从而满足患者真正的看病需求。在这一过程中，着重体现的是对人、对生命及患者的身心健康在终极意义上的敬畏、尊重与关爱理念。一直以来尽管人们已经意识到了这个问题的严重性，但是在临床领域依然存在着很大的缺失。因此，医学教育一方面要在制度设计层面有所创新，合理优化医学生的德育教育环境；另一方面要继续加强医学院校在学生学习过程中的德育教育，将"医学人文精神"理念注入医学院校思想教育中。

三、研究现状

（一）国内关于医学人文精神的研究

根据关键词"医学生"并含关键词"医学人文精神"进行搜索，共发现相关文献 277 篇。通过对这些文献进行梳理和总结，发现医学生医学人文精神培育专题的发展是有一定阶段性特征的。

第一阶段：1998—2009 年是医学生医学人文精神培养专题研究的初期。这一时期的特征在于：首先，文章的数量较少。在这 11 年中，共有 47 篇相关文章收录于中国知网，分别包括 1998 年 2 篇，2002 年 1 篇，2003 年 5 篇，2004 年 3 篇，2005 年 4 篇，2006 年 6 篇，2007 年 9 篇，2008 年 9 篇，2009 年 8 篇。其次，文章数量虽较少，但是整体处于逐年上升的趋势。这说明随着时代的发展，学者们对医学生医学人文精神培育专题的研究越来越频繁，关注越来越密切，这一专题的研究价值越来越大。最后，初期对专题的研究倾向于宏观方面，与专业、职业、教学、民族、地区等方面的结合不够密切，提供的多是普遍性研究理论，与社会实践情况结合较少。其中，2002 年由陈鹏、贺翔鸽撰写的《新时期医学生整体素质培养的几点思考》一文，结合经济时代到来的大背景，指出必须加强医学生整体素质培养，主要是职业道德、综合技能、人文文化创新攻关精神和实事求是态度这几个方面的重点培养。2004 年由王建芬撰写的硕士毕业论文《医学生人文素质教育论》是该专题第一篇比较详细的介绍医学生人文素质培养的文章，其观点认为："医学技术迅猛发展，医德医风不容乐观，人文素质缺陷是医学生整体素质发展中最为突出的问题，因此必须加强医学生人文素质课程的建设。"2007年由王斌等人撰写的《医学生人文素质教育的现状与建议》，第一次以具体的医学院校（中山大学）作为研究个体，结合高校教育教学和学生管理工作的具体情况，指出了当前高校医学生人文素质教育的不足，提出要在调整教学内容、提高师资队伍素质、注重临床实习和营造校园文化氛围四个方面进行改进，提高医学生人文素质教育教学质量。2009年由李芳等人撰写的《医学、医学教育的本质与医学人文精神的培养》指出："医学的本质属性是社会性和人文性。医学的终极价值是医学人文价值，医学教育的本质要求是必须做好医学生人文精神的培养。"

第二阶段：2010—2013年是医学生医学人文精神培养专题研究的过渡、发展时期。其中，2010年有相关文章20篇，2011年有相关文章19篇，2012年有相关文章39篇，2013年有相关文章30篇。这一时期的特征不仅表现在文章的数量较以往年份有了极大的上升，同时也表现在文章的研究观点、研究方法和研究内容与学科专业的联系日益密切。这一时期的文章不再满足于对医学生医学人文素质培育的宏观性研究，而是开始尝试与日常教学中某个学科、某个专业相结合，开展更加细致的研究。例如，胡晓燕的《对培养医学生良好职业精神途径的思考》、邱桂红的《医学职业教育中医学生人文精神的培养途径》，从职业教育的角度进行研究；林长清的《生命伦理教育与医学生的人文素质培养》、李勇强的《思想政治教育创新与医学生人文素质培育》、王巍的《在大学外语教学中加强文化教学，注重培养医学生的人文素质》，分别侧重于从伦理学、思想政治课和英语教学方面进行研究。但是这一时期，跨学科、跨领域的研究还是少数，没有形成大规模研究的风潮。

第三阶段：2014—2020年是医学生医学人文精神培养专题研

究快速发展、逐渐成熟时期。这一时期文章数量呈现快速增长的趋势，其中2014年42篇，2015年40篇，2016年40篇，2017年开始有所下降，至2020年回升。同时，文章的研究领域和社会现实联系较以往更加密切，越来越多的学者开始从社会医患关系紧张、如何缓解医患矛盾的研究视角来看待、研究问题。例如，王浩撰写的《当前医患关系环境下医学生思想政治教育方法的探索》和张宏撰写的《夯实医学生人文素质教育 构建和谐社会医患关系》均指出："加强医学生思想政治教育，将有助于缓解医患矛盾，构建和谐的医患关系。"另外，跨学科、跨专业、跨领域研究医学生人文精神培养成为大量科研工作者研究的首选。这一时期的文章会立足于一个或者几个交叉学科的结合处，或立足于某一个微观领域开展研究，例如，顾云湘撰写的《儒医文化与医学生社会主义核心价值观教育》将社会主义核心价值观教育与医学生医学人文精神培养有机结合，将爱国、敬业、诚信、友善的思想融入医学生人文精神培养之中。孙子君的《新疆少数民族医学生人文教育现状思考》则另辟蹊径，重点关注少数民族地区医学生的人文教育情况，认为只有探索符合少数民族特色的医学人才培养模式才能切实提高少数民族地区人文教育质量。而2020年新冠肺炎疫情发生后，越来越多的学者开始关注在医疗体系建构人才支持系统，同时也更关注重大疫情背后医学人才人文精神的建构。通过对这一时期该专题文章的梳理，不难发现，医学生医学人文精神培养已经从单一学科领域的研究发展到跨学科、跨领域的综合性研究，实现了从宏观概述到微观研究的现实转变。

（二）国外关于医学人文精神的研究

西方国家高度重视医学生医学人文精神的培育，对于人文精神培育的研究十分广泛，可追溯到2000多年前的医德典范《希波克拉底誓词》。自20世纪以来，医学生医学人文精神培育具有重要的现实意义。在国外，关于医学人文教育的研究内容大致包括三个方面：医学人文教育发展历程、医学人文精神教育缺位原因和医学人文精神培育策略。

首先，在医学人文教育发展历程方面，以英美为代表的各个国家都相继着手推进医学人文教育的各方面改革，努力彰显医学的人文性。作为成功医学人文教育的典型代表，美国最早意识到医学人文教育的重要性。20世纪70年代，为消除传统医学教育模式的负面影响，美国各大学的医学院普遍设置了相关的医学人文课程。

1982年，美国的医学教育委员会在《医学教育未来方向》文件里提出，增强人文社科教育，培养全面发展、具有应变性、善于学习和应用的人。1984年，《21世纪培养医生》文件强调，增强人文社科教育对于智力和应答挑战能力提升有着重要意义。此后，全新的人文教育目标和医学观逐渐建立，各项教育探索与改革得以推进。

1999年后，几乎所有美国医学院都开设了人文学课程，且其内容占到了总学时的20%~25%。英国也极为重视医学人文教育，并着力推进艺术、人文学科的教育。20世纪初，英国医学委员会指明，要逐步推进对医学生的人文社科教育。

1978年，英国高等教育委员会为转变医学的纯技术性特征，把心理学和社会医学等相关内容放入必修课程之中，以增添其人文性。1993年，英国医学委员会在《明天的医生》文件里提及，要把更多的平衡课程融入医学教育和实践中。后来，英国许多医学院校以此报告为依据，相继着手改革，强化人文素质教育。此外，国际医学教育专门委员会形成的《全球医学教育最低基本要求》文件将职业价值、态度、伦理等方面纳入了基本职业要求。世界医学教育联合会明确了关于行为和社科以及医学伦理学课程的基本标准。总之，新的医学人文教育目标推动了国外医学院校在医学教育与人文教育领域的深度整合。

其次，在医学人文精神教育缺位原因方面，诸多学者以教育理念和课程设置为着眼点。美国当代人文学的奠基人佩里格里诺注重医学事业的价值，认为教育中人类价值讲授缺位是医学人文精神缺失的重要原因。学者 H.T. 恩格尔哈特基于人文学目的、医学目标及职业反思两个视角，指出了医学与人文分裂的问题。英国学者 Meakin R 指出，医学的自然科学属性和人文科学的实际效用使医学人文学科处在边缘位置，造成了医学人文精神的缺失。

最后，在医学人文精神培育策略方面，西方各国做出了诸多探索与实践。在西方发达国家的医学教育中，首先，教育理念以新的医学观为指导，完善学生对医学与社会的认知，引导道德、情感以及行为；借助人文知识与方法，提升临床技能；培养协作精神和社区管理能力。其次，注重推进医学同多种通识教育学科融合，彰显医学的人文特性。再次，教学内容贯穿"以患者为本，密切联系实际"的基本思路，突出人文理论同医疗实践的高度融合。从次，教学形式和教学方法多样化，注重教育情境化，实现"移情作用"。最后，西方各国的政府机构、社会组织以及学科领域为师资队伍扩容提供了重要的保障，同时推动不同学科教师的协作，以避免人文教育的边缘化问题。

综上所述，目前国内外学者对于文化自信和医学人文精神等相关主题的研究成果比较丰富，理论层面广泛而深入，实践方面也有一定成果。

一是学者们对于文化自信的理念、含义、意义以及价值的梳理，为我们当前把握文化自信对于医学人文精神培育的理论研究意义和实践作用打下了基础。

二是学者们对于医学人文精神的含义、历史发展、现状、原因以及对策的分析阐述，反映了国内外医学院校对医学人文精神培育的广泛重视，展现了以医学人文性和医学社会性为特征的医学人文教育课程体系的形成过程，体现了教学内容以人为本的思路，更突出了医学人文精神教育对于当下改善和转变医疗卫生环境的价值意义。虽然当下医学院校在医学人文精神培育方面有着较为丰富的研究和实践成果，但是仍然面临着一定的问题，如医学人文精神理论的研究程度，医学人文学科课程体系的协调性、完整性和系统性，医学人文教育内容的人文性和实践性等。

三是有一些学者有意识地从文化自信的角度去着手研究如何更好地引导医学生的思想观念，培养其浓厚的人文精神；有学者从志愿团队角度阐述医学生人文精神培育的途径。这些都为本书的整体思想构架提供了借鉴。

所以，本书尝试以新时代医学生人文精神培育为研究视角，运用文化的深厚内涵去完善和丰富医学人文精神的培育过程，以期不断提升医学人文精神培育的实效性。

四、研究意义

一是现实意义。医学生是未来医疗卫生行业从业者的主体，医学生是否具有良好的医学人文精神，将直接关系到未来医疗卫生行业的医德医风是否健康。高职高专院校的医学生占有相当大的比例，如何帮助这部分学生提高医学人文素质，使他们以后可以更好地从事医疗卫生行业，有效缓解当前医患矛盾，是一个亟待研究的重要课题。

二是学术意义。在知网中，搜索关键词"高职"并含关键词"医学人文精神"，相关文章共有19篇，其内容在于研究医学类高职高专院校如何帮助学生培养医学人文精神；主张借鉴国外先进经验，通过改革医学院校人文课程体系、提高全体教师的人文素养、加强人文师资队伍的建设等方式来加强医学生临床实习阶段人文精神的培养。通过对以上文献的梳理，不难发现，高职高专院校医学生医学人文精神的培养，是一个全新的研究领域，弥补了之前学术研究的空白。所以，培育新时代医学生人文精神，将"立德树人"教育理念融入医学人文教育中，是医学院校教育活动中必须遵循的基本准则，依据对医学生进行人文精神培育的客观规律，分析近年来医学生人才培养中所遇到的问题和难题，从医学院校全员、全过程、全方位育人的新变化出发，探寻医学生健康人文教育构建机理，实现"师生共同体""知识共同体""课堂共同体""能力共同体"四个维度的创新与发展，从中审视新时代医学生人文教育的实践路径，是构建扎实的医疗后备人员的重要保障，是建设健康中国、增进人民健康福祉的一项重要措施。

第一章　医学生人文精神概述

第一节　人文精神与医学人文精神概述

人文精神是一种普遍的人类自我关怀，是人类文化活动的灵魂，也是人类文化最根本的精神，表现为对人的生命、价值、尊严的关切、追求和维护，对人类遗留下来的各种精神文化现象的高度珍视，对一种全面发展的理想人格的肯定和塑造，体现在整个人类文化的发展过程中。

一、人文的概念

人文，是一个民族的身份象征，是民族生存和发展的重要力量，它是一个动态的概念，泛指人类社会的各种文化现象，指人类文化中先进的、科学的、优秀的、健康的部分，即先进的价值观及其规范。就其分类来讲，包括文化、艺术、美学、教育、哲学、国学、历史、法律等。核心体现为尊重人、关心人、以人为本，承认并尊重人的价值与利益。时代的发展，社会的进步，离不开科学的发展，同时也离不开人文的继承和发展。

从东方文明发展进程来看，人文是一种思想体现，是一种基于理性和规范的人道主义观念。中国传统文化源远流长，博大精深。"人文"的起源含义与"天文"相通，强调与天象相对应的人类文化与文明。"人文"一词最早见于《易经》："观乎天文，以察时变；观乎人文，以化成天下。""观乎天文，以察时变"指通过观察和把握天时的变化，来了解四季时序的变化；"观乎人文，以化成天下"指通过观察人类社会的各种现象，可以用人事伦理道德教育的手段来治理天下，成就天下大业。这种"人文"的意义注重凸显价值规范、道德律令和伦理准则等文化理念，其核心内涵是突出个人内在修养，从而实现社会和谐的价值目标。

从西方文明发展进程来看，西方的"人文"原始本意与"人性""人情""文化""教化"等相近，人文不仅是一种思想，还是一种制度，用来保证人文思想的实现。古罗马思想家西赛罗主张通过"教育"或"教化"使人获得完整的、圆满的"人性"，后来逐渐产生了哲学、语言、修辞、历史和数学等具体的课程体系。这些课程体系成为古罗马时代"公民"所必修的科目，即称为"人文学科"。现代意义上的"人文"，逐渐意指"人文主义"，18世纪首先在德国出现并流行起来，指人的美德、修养和人的发展及完善，主要包含三个方面的内容：一是"人本观念"，人是社会的中心，人是衡量社会的尺度，人是衡量一切的标准。从以君王为标准到以"人"为标准，是人类社会的一次伟大革命，是人类价值观的一次伟大转变，从此，确立了现代人文思想的核心价值观。二是"个人观念"，针对专制主义而言，强调承认和尊重个人的文化观念，保护个人的权利，这是天赋的权利，生而有之的权利，不容侵犯。三是"自由观念"，政府的唯一宗旨是保护个人创造财富和享受幸福的自由。人以及人的自由，是衡量人类社会的标准，只有尊重他人的自由，才能有自己的自由，争取自己的自由，决不损害他人的自由。通过制定规则保护人的自由，这就是现代法制的基本观念。

由此可见，人文作为一个内涵丰富、外延宽泛的概念，对它的理解，不能仅从某一个角度，而应该从人文的词源、学科和人的全面发展着手进行全面把握。从人文发展历程来看，人文内涵在不断拓展，不同学科对人文有着不同的阐释。无论人文外延如何拓展，我们都应当把握住人文的两个核心内容。一是作为一种精神力量，人文对人们所产生的深远影响来自精神层面，进而影响社会中人们的行为，精神力量是人文内涵的关键内容。二是作为一种意识形态，人文具有鲜明的阶级性、民族性、实践性。在不同的阶级中，人文的内涵呈现出多样化的特点，都代表着不同阶级群体的利益并为本阶级服务。不同的国度与民族也赋予人文不同的内涵，体现出鲜明的民族特色。人文对其社会成员具有突出的导向功能，引导社会成员在社会生活中不断实践。实践性是马克思主义哲学最重要的特点和理论品质，马克思从"人本"的角度出发，强调了实践在人类自身和社会存在与发展中的决定性作用。

二、精神的概念

何谓精神？精神指人的意识、思维活动和一般心理状态。正如清代散文家刘大櫆《见吾轩诗序》中所言："文章者，古人之精神所蕴结也。"精神本身代表个体的独立性，反映了一个人的意识和心理活动状态。在一个人的成长过程中，精神发挥着重要的作用，精神是人的实践的内在驱动力，时刻影响着人们实践的发展态势。关于精神的概念，存在着不同的理解。

精神，特指意识、思维、神志等。正如汉代史学家司马迁《史记·太史公自序》中所言："道家使人精神专一，动合无形，赡足万物。"这是人的意识与思维的表现，意识是在对客观世界和主观世界发展规律正确认识的基础上产生的，意识的确立对个人、集体、国家至关重要，能激励一个国家崛起、振兴，能激励一个集体发展、壮大，能激励一个人实现价值、成就事业。提倡积极的精神引导，对于个体自身综合素质的提升、实现自我价值意义重大。意识有正确和错误之分，只有正确的意识才是人脑对客观存在的反映，良好的思想意识引导人们走向正确道路，不良的思想意识引导人们误入歧途，正确的意识是人们完成各项事业的前提条件，能够转变成一种精神力量，激励人们克服困难不断向前。

　　精神，特指要义，内容的实质所在。正如北宋思想家王安石《读史》中所言："糟粕所传非粹美，丹青难写是精神。"这是事物的精髓、核心和本质的内容，是事物内外关系中最重要的关系，是所有的事物性质中最实在、最重要的性质。马克思主义哲学论述了两点论和重点论的关系，指导人们在实践中要坚持唯物辩证法的两点论和重点论相统一的观点与方法，坚持分清主次，学会抓中心、抓重点、抓关键并兼顾其他，具有指导人们认识世界和改造世界的功能，指导人们思考和行动。

　　精神，特指活力，形容人或物有生气。正如明代文学家施耐庵《水浒传》第二回"王教头私走延安府　九纹龙大闹史家村"中所言："赶人不要赶上，休得要逞精神！"这是指作为个体的人或者事物的一种存在状态，发自内在的朝气蓬勃、充满活力的体现，一个人如果精神和情感充满活力，他的行为也会充满活力，整个人便会不自觉地表现出生机。精神本质上是一种积极向上的力量，是战胜所有困难的内在动力，它给思想以力量，它使人保持清醒，使全身所有的神经都处于兴奋状态，促使我们立刻行动，直到把可能变成现实。一个充满生机活力的人，无论从事什么职业，面对任何困难，都会保持浓烈的热情，呈现出积极、乐观、向上的状态，只要抱着这种态度，就能够不断迈向成功之路。

　　精神，特指意志，形容不屈不挠的意志力。正如孙中山《黄花岗七十二烈士事略》序中所言："倘国人皆以诸先烈之牺牲精神为国奋斗，助予完成此重大之责任，实现吾人理想之真正中华民国，则此一部开国血史，可传世而不朽。"坚韧的意志是走向成功的重要因素之一。古今中外，人类历史中的许多优秀人才，在面对压力时艰苦奋斗、不屈不挠、坚持到底，凭借自身的意志力，根据自己的认知和信念保持独立的决定与行动，不论面对任何困难，都决不屈服，以不屈不挠的意志和坚定的决心，最终成就伟大的事业。

三、人文精神的概念

人文精神最早源于西方，也被称为"人文主义"，它是两千多年来西方哲学在不断探索世界未知事物的过程中培育起来的一种精神品质，是现代社会发展进程中西方人文理念中的自我实现和内心关怀，体现出三个特征。即人性化，这是最核心的内容，指尊重人，坚持"以人为本"的核心；理性化，从人的本质属性来讲，人在社会中能够运用理智的能力；超越性，指人立足现实着眼未来的能力。从一定意义上来说，人文精神强调了在人类探索未来发展的进程中，始终保持积极向上、勇于奋斗、不屈不挠的精神品质。西方文化中的"人文精神"，主要包括以下三个方面内容：一是人本观念，人是社会的中心，人是衡量社会的尺度，肯定人的价值，强调人的尊严，改变了"君本位"思想，确立了"人本位"观念并逐渐被人们所普及，虽然整个人类社会还没有真正做到以人为本，但这是人类社会的一次伟大革命，是人类价值观的一次伟大转变。二是个人理念，针对专制主义而言，承认和尊重个人的哲学观念，保护个人，反对专制，注重人的自我价值实现的意义，这也是人的最高层次的需要。三是自由理念，强调立足于社会的个人与国家的关系，以及在此关系构造中的独立、自足的"个人"所享有的自由权利。虽然西方人文拥有不同的内涵，但也体现了要遵循一定的规则，建立在有序的社会平台上，通过人文精神的约束，为自身及社会成员确立一个共同遵守的道德法则及规范。

中国传统文化中的人文精神体现，在先秦时期就有了，先秦思想家荀子就曾将天地万物分成四类，提出人是万物中"最重要的"这样一个观点。人有气、有生、有知、有义，在自然界中拥有主动权，人是天地万物中最重要、最贵重的，处于一种核心地位。从某种意义上说，人之所以是万物之灵，就在于它有人文，有自己独特的精神文化。在历史观中加入人的因素，尊重人的力量在推动历史发展过程中的影响，这就是人文精神的最初形态，从这时起，我们开始试着摆脱对神或祖先的依赖，开始展开自我认识与反思、自我批判与解放的历程。所以，中国传统意义上的人文精神，实质上就是儒家教化天下的思想，就是把道德情操的自我提升和超越放在首位，注重人的伦理精神的养成，主张通过诗、书、礼、乐等来塑造符合儒家社会理想的人，体现对人的人性、人格、价值、责任心和责任感的尊重、关心、关注、关怀和弘扬，对真、善、美的一种向往和追求。

综上，所谓人文精神，主要是指追求崇高的理想人格和自身的完善，实现自我价值而坚持正确的自我价值追寻的内在力量。其本质是以人为中心，强调人的情感与体验，不断追寻人与人、人与自然、人与社会的真、善、美。

四、人文精神的主要特点

人文精神的核心是"人本精神"，也就是以人为本，关心人，爱护人。人文这一概念的内容极其丰富，却很难被确切地陈述出来，它提倡肯定人的价值、维护人的尊严、解放人的个性、追求人的理想。因此，人文与人的理想和命运是息息相关的。其特点主要包括以下两方面。

第一，实现物质关怀与精神关怀相统一。人的需求既包括物质需求，也包括精神需求。人文精神是坚持以人为核心的关怀，西方社会的思想强调人的物质需求，肯定人对现实利益的追求。而中国传统文化中"存天理、灭人欲"的思想则强调重义轻利。随着社会的不断发展，人们似乎渐渐认识到了否定个人的欲望和要求是不符合自然规律中人的本性的。因此，当代的人文精神体现在应当注重肯定人的物质要求、关注人的生存和安全，鼓励个人的生活追求。就精神需求而言，之所以更强调精神关怀，是因为精神文明的发展要求我们从知识层面和品质修养层面体现出对人的关怀。

第二，人文精神是现实关怀与终极关怀的统一。人文精神从现实层面来看，可以强化人们对物质需求的满足、帮助人们追求自由平等，可以帮助人们树立积极的人生态度和道德责任感。此外，从终极关怀来看，实现人的自由、全面发展是人文精神的终极目标。终极关怀这一思想与马克思主义思想中的长远关怀思想是基本一致的，后者是前者的基础，也是推动它向前发展的方向和动力。

第二节　新时代医学人文精神内涵与思想政治教育关系

一、新时代医学人文精神内涵

人文精神是一种普遍的人类自我关怀，表现为对人的尊严、价值、命运的维护、追求和关切，对一种全面发展的理想人格的塑造。广义的人文精神教育包括校园人文环境，共建尊师重教、不断创新、追求卓越的校风；还应拓展到文化传承、哲学理念。医学人文精神是指在诊疗关系中，把患者放在最重要的位置，以同理心对待，尊重患者的价值。由于医生与患者的特殊关系，医生是施救方，患者是被救方，这样一种地位的悬殊，就要求医方具有更多的人文精神、使命感和奉献精神，从患者的切身利益出发，帮助和救治患者。救治患者不仅包括患者的身体疾患，还包括患者所受的精神苦难。医学人文精神的核心是关爱生命、敬畏生命。珍爱每一个生命、关爱每一个患者是临床医生具有仁爱之心的具体体现。说到底，医学人文精神的精髓就是服务生命。不同于医学知识、医疗技能的学习，医学人文精神体现在对患者生命质量、生命价值的追求与呵护上，包括对患者的生命状态、疾病与健康、权利与需求、人格和尊严的关注与尊重。医学人文精神强调患者虽然是患病的个体，但是也有权利追求人格与尊严。从学习医学基础知识开始，医学生就需要牢记医师的职责不仅是治病救人，更是服务生命。如果医生没有仁爱之心，那就不是合格的医生；如果医院缺乏人文精神，那就不是真正治病救人的场所。在医学生求学和医疗实践过程中开展生命教育，是培养医学人文精神的重要措施。

　　进入新时代，健康中国战略作为中国特色社会主义在新时代发展的重要方向，是新时代人们的美好生活向往和追求的充分体现。习近平总书记在党的十九大报告中明确讲道：实施健康中国战略是新时代中华民族国民素质整体提升，最终实现全民健康与经济社会持续并协同共进的重要国家发展战略。它包含经济、政治、社会、文化、生态等方方面面。健康中国战略的终极目标是围绕"人"的主题，这也正是医学人文的本质要求。医学人文教育正是对人的健康发展的回应，医学生人文教育建设的核心是对人的生命和价值的关注与尊重。后疫情时代，医学教育必将面临关于"人"的本质存在的挑战与反思，对医疗系统的冲击将逐步演化为在物背后人的精神与理念的对撞，这种对撞更凸显了技术运用的局限性，对医学教育的发展导向必然产生根本性的认知转变。同时，新医学的教育理念，主要是指从治疗为主到兼具预防治疗、康养的生命健康全周期医学的新理念，这就要求实现从"生物医学为主要目标的医学教育模式"向以"医文、医工、医理交叉学科支撑的医学教育新模式"的转变。然而，要实现这个医学教育的转变，过程并不容易。后疫情时代社会意识形态的多元性，带来了新医科实现过程中的一系列"二元对立"，即理论教育与实践回应、当前实际与时代导向、问题引领与理论支撑的对立。为了弥合"二元对立"，不断增强"二元统一"，就要不断适应"生物—心理—社会要素—人文要素"中心的演变，依据新医科的改革要求，整合多学科、多领域，在教育教学中强调关注人的价值、人的生命质量、人的使命与尊严、人类未来的健康发展。通过人文知识的教育与传播，让医学生自觉地形成对生命、健康以及死亡、疾病和关怀的科学观念，真正理解医学的内涵，把握医学生的人文使命，从技术层面到精神层面实现对患者生命本质的尊崇，敬畏生命、关爱患者，解构患者与社会的关系并使其和谐发展。

加快中国医学生人文教育的培养，应该坚持以马克思主义理论为基本指南，以习近平新时代中国特色社会主义思想为指导思想，坚持和完善医学人文教育，实现医学人文精神创新；坚守医学生人文精神培育的原则，开拓医学生人文教育的新时代探索；理性分析和准确把握医学生人文教育培育的状况，不断推动形成科学的医学生人文教育氛围，从而全面提升中国医学人文教育的发展水平。

二、新时代医学生人文精神培育与思想政治教育之间的关系

从本质上来说，思想政治教育和人文精神培育在实际教育对象、培养目标及整体发展方向等多个方面都是非常一致的。思想政治和人文精神培育都以人为中心，其最终的目的都是要让人的精神领域有所发展，并以尊重每一个受教育者为基本出发点，强调人和人之间关系的重要性。对于医学生的教育来讲，也是一样的道理，就是将思想政治教育和人文精神培育有机地融合在医学生的理论知识学习和实践技能学习中，并逐渐将这样的思想融入医学生的个人品质和道德修养中，以实现对医学生全方面素养的综合培养。

思想政治教育和人文精神培育在侧重点及所获得的具体方式上是有一定区别的。人文精神培育主要是针对医学生的文化素养，而思想政治教育主要是针对医学生思想政治倾向性的引导，它是包含一定思想性和政治性的，是需要具体事件活动才能体现出来的。思想政治教育从其本质上来讲是一项系统化的教育内容，是以具有时代性的政治思想为主导的，以教育学生为最终目

标的。其与人文精神相比具有独立性，主要包括党的路线方针及党的相关政策等，政治性较为明显。

医学生作为广大人民群众的健康守护者，在其学习技能和理论基础的阶段要不断强化对其进行思想政治正确性的教育，与此同时，还要不断对其进行人文精神和人文素养的培育，这也是实践社会主义核心价值观的必然要求。医学是针对人的学习，同时也是对"仁"的学习，所以，医学的学习过程，不应该仅仅是对相关医学知识和医学技能的学习，还应该有对医德、医风的学习，应该包含个人道德情操的培养。将思想政治教育和人文精神培育有效融入医学生的日常学习中，不仅可以将二者的教育功能发挥到最大，还可以提升新时代医学生的综合素养。加强新时代医学生的思想政治教育和人文精神培育同时也是构建一个和谐的医患关系的实际要求。医生和患者的关系日渐紧张，是当前医疗机构亟待解决的重要问题之一。医学生是未来的医生，对其进行必要的人文精神培育，让其在接受专业技能培养的过程中就有一定的认知，并认真体悟人文精神和相关道德规范，使医学生从观念到实际行为等方面都具有极为高尚的人文主义关怀，并使这种关怀成为医学生毕业之后走到工作岗位上的一种日常习惯，可以从根本上缓解医生和患者之间的关系。

第三节　新时代医学生人文精神培育的现实意义

自 20 世纪 60 年代以来，医学人文教育在西方国家的医学院校中逐渐兴起，并被作为医学生人才培养的重要内容展开研究。医学生人文精神培育的意义就在于为实施健康中国战略提供重要而有力的支撑，是实现中华民族伟大复兴的应有之义；强调医学人文精神在医学生的教育乃至职业生涯中的重要性与必要性，是医学院校积极贯彻国家关于高校思想政治工作的重要举措。

一、实现中华民族伟大复兴的需要

人民的健康既是民族昌盛和国家富强的重要标志，也是建设社会主义现代化强国的前提基础。党的十八大以来，以习近平同志为核心的党中央把维护人民健康作为治国理政的重要内容，提出的一系列重要观点、实施的一系列重大举措，推动健康中国事业迈上新台阶。在此基础上，党的十九大报告明确提出"实施健康中国战略"。健康中国战略是全面提升中华民族健康素质、实现人民健康与经济社会协调发展的国家战略，是包含经济、社会、文化、生态等多领域多方面的综合战略。这其中，医学人文精神培育为实施健康中国战略提供重要而且不可或缺的有力支撑，是实施健康中国战略的应有之义。正因如此，健康中国背景下医学人文精神培育研究具有重要理论意义和实践价值。

对健康中国与医学人文精神培育相互关系的内涵解读，是研究健康中国背景下医学人文精神培育的逻辑前提。党的十九大报告指出："中国特色社会主义进入新时代。"新时代健康中国战略作为习近平新时代中国特色社会主义思想的重要组成部分，是新时代人民健康的重要保障和我国卫生与健康事业发展的行动指南。健康中国战略的最终落脚点是"人"这一主体，医学人文精神也是对人的生命和价值的关切与尊重。因此，培育和弘扬医学人文精神以适应卫生与健康事业的改革发展需要成为健康中国建设的应有之义。

中国传统医学人文精神是现代医学人文精神发生、发展、壮大的源头活水，马克思主义人文精神是培育中国特色医学人文精神的核心指导思想。健康中国背景下的医学人文精神培育，不仅要挖掘和传承我国传统医学人文精神，而且要以一个学习大国的身份积极吸收和借鉴西方传统医学人文精神理论中的思想因子，只有在"坚守"与"借鉴"相结合的基础上，才能更好地推进新时代医学人文精神培育。

我国医学人文精神培育要充分配合健康中国战略的实施，以马克思主义理论、中国特色社会主义理论体系尤其是习近平新时代中国特色社会主义思想为指导，不断丰富医学人文精神培育的内容，创新医学人文精神培育的理念，坚持医学人文精神培育的基本原则，推进医学人文精神培育要求的现代化，客观认识和把握医学人文精神培育的现实挑战，提升医学人文精神培育的科学化水平，进而从总体上促使健康中国背景下医学人文精神培育取得可喜成绩。

健康中国背景下医学人文精神的培育是一个系统工程，既需要有宏观的理论指导、发展理念、现代要求和基本原则，也需要有具体的制度规范、开展形式、操作方法和舆论环境等。面对国内纷繁复杂的医疗卫生环境，要从健康中国战略的高度引导医学人文精神健康发展，不仅要着眼于医学人文精神的内容、特点和发展规律，还要运用政策、法律、制度等来完善与医学人文精神发展息息相关的社会、经济、政治、文化等环境。

总之，健康中国战略是习近平新时代中国特色社会主义思想的治国新方略，也是推进国家治理体系和治理能力现代化的新战略，还是全面建成小康社会的一个综合性的系统工程，更是推动全民医疗保险制度、药品供应保障制度、基本医疗卫生制度改革的最高要求。加快健康中国背景下医学人文精神的培育，有助于弥合医学技术与人性的鸿沟，有助于破解医患信任危机，有助于培养和提升人们的健康需求与健康素养，从而助推健康中国战略的实施。

二、破解当代医学发展难题的需要

人文精神本质上是帮助人们树立正确的世界观、人生观和价值观，蕴含着鲜明的价值导向。建设什么样的精神家园、树立什么样的价值取向、引导什么样的理想信念等构成了人文精神必须把握的核心问题，并将对医学生的职业精神培养产生重要作用。

（一）提升医学生个人内在品质

医学的宗旨是治病救人，促进人类健康。它的研究对象也是人。医学与人的社会、心理等特征以及环境、文化等因素有关。这就决定了医学具有一定的人文学科特征。从医学模式发展来看，医学不仅是医学知识等技能的传承，更是医学人文素质的熏陶和个人修养的结合。因此，加强学生人文精神培养，可以推动医学生人文素质结构的提升和个人内在品质的内秀，促进思想素质、心理素质、人文道德素质等品德素质的提高。

第一，思想素质。思想素质一般包括思想方法、价值理念、认识水平等内容。思想素质是医学生人文素质教育的第一要素。科学的世界观，正确的人生观和价值观是医学生成为合格医务工作者的重要保证。医学生只有具备正确的世界观、人生观和价值观，才能正确处理在学习和医疗实践中遇到的种种困难与挫折，向更高的医学专业目标和人生职业目标奋斗。大学阶段是医学生职业精神培养的重要时期，要把握这一阶段，将人文精神作为一门实现医学职业精神教育的必要条件。

第二，心理素质。心理素质是指我们对自身情绪控制能力的衡量。医学生应当具备的良好心理素质主要包括：良好的性格和稳定的情感、健全的人格和气质、敏锐细致的观察力、敏捷的思维能力、坚定的意志力、迅速准确的判断力、能恰到好处地认识自己和评价他人、能建立和谐的人际环境和良好的生存环境、团结协作的能力等。这些都是医务工作者不辜负神圣使命的重要保证。

第三，人文道德素质。人文道德素质分开来讲是指人文素质和道德素质。它是衡量人们自身道德水平的重要标准。在医学生职业精神培养中，医学生的道德修养和人文修养都影响到医学生良好职业精神的形成。

因此，将医学生的思想、心理和人文道德素质结合起来，形成较好的以人为中心的道德品质是人文精神思想中的一个重要构成要素。在医学生的思想政治教育中注入人文精神，可以引导医学生在潜移默化中践行职业精神的核心理念。

（二）树立仁者博爱的医德思想

博爱是医学人文精神最基本的要求，主要表现为医务人员要关爱患者，坚持"以患者为中心"。中国著名古典医籍《素问·著至教论》要求医者"上知天文，下知地理，中知人事"。这就要求医者对患者要有全面的了解，不仅要了解患者的性格、气质、精神等个性特征，而且要掌握患者所处的社会环境、职业、地位、生活等社会情况。医务工作者要从博爱、仁心出发，在为患者提供高满意度的技术服务的基础上，全面提供心理的、精神的、情感的安慰和援助。

在医学实践过程中，医学生要有同情怜悯之心，体会患者的痛苦，耐心、细致、深入地了解其病情，给他们足够的重视、安慰和尊重，赢得他们的信任，解除他们的焦虑。医务工作者要从仁爱、善心出发，在为患者提供高满意度的技术服务的基础上，全面提供心理的、精神的、情感的慰藉和帮助，与患者建立良好的人际关系，帮助其建立战胜疾病的信心和生活下去的勇气，从而达到最佳的治疗效果。

人具有社会性，而患者除了有对疾病的困扰、担心外，还被动而积极地考虑疾病对周围人、环境、工作、事业等的影响。同样，周围人也或多或少地受到影响，尤其是家人，他们内心的担忧、痛苦、无助不仅影响到他们的身体，而且会影响患者的精神，甚至影响患者疾病演变的过程。

因此，医学人文精神要求不仅要诊治患者的身体和心理，而且要关注患者周边与医学相关的各类社会问题。这不仅对患者的病情恢复有很大的帮助，同时也会对社会的稳定产生一定影响，这就是从关爱上升到博爱的最高境界。从关爱、博爱的内涵出发而衍生出的为患者的"至善"理念，正是医院和医生在履行自己职业精神过程中所践行的人文精神理念。

（三）促进医患之间的互信与和谐

目前，诚信建设已成为社会关注的问题，以人文精神为理论指导有助于建立和谐、诚信的良好医患关系。开展医学生职业精神教育的终极目标就是要做到"以患者为中心"。诚信体现了医学生职业精神的时代特征。医疗诚信的内容包括医者相对于患者的诚实、真诚和信诺。这在社会主义市场经济条件下尤为重要。

改革开放以后，我国医疗事业发生着前所未有的深刻变革，"三医改革"不断深入，医疗机构竞争日趋激烈，科技革命促进医学事业不断发展，人们对于生命与健康的需求日益高涨。其中，最为深刻的变化是医患关系，即由"以医院为中心"转变为"以患者为中心"。"以患者为中心"是新时代医院的服务宗旨，是时代进步的表现。而医生这个特殊职业，是以人的生命、健康作为工作对象的，因此，医生是否以真诚的态度、信实的作风对待患者、治疗疾病，绝不是个人问题，而是职业道德和精神的反映。只有医者坚持"以人为本""医患共荣"的思想，才能在工作中真正做到真心、诚信对待患者，以诚相待、以信相处。

随着医学科学发展的不断深入，各种现代医疗仪器、设备的使用，提高了诊断的精确性，以致医生对疾病的诊疗越来越依赖仪器设备，失去了与患者的交流与沟通。高新科技离临床越来越近，医患关系却越来越远；引进一流设施设备越来越多，人文精神却越来越少，易造成医学人文精神的缺失。注重人文精神是预防医疗纠纷、改善医患关系、促进医患之间和谐的重要环节和纽带，它可引导医务人员尊重、关心、理解、体贴患者，增强患者对医务人员的信任感和安全感，主动配合治疗。因此，人文精神在化解医患矛盾、建立互信和谐的医患关系方面具有重要作用。

（四）促进新的医学模式建立

新的医学模式是指"生物—心理—社会"医学模式。新的医学模式的提出，预示着医学领域人文精神的强力回归。它不仅要求医生对患者给予生物技术上的诊治，更要求医生从患者心理及其周围的社会因素角度综合考虑以提供给患者全方位的医疗服务，帮助患者恢复健康。

现代社会的人们为适应快节奏的社会生活，在不断地透支自己的身体，心理上也承受着巨大的压力。长此以往，很多人处于亚健康状态，一旦这种亚健康状态被打破则会形成疾病，故此，单纯地对患者身体进行诊疗是远远不够的。1977 年，美国罗切斯特大学医学院精神病学和内科学教授恩格尔（Engel. GL）提出的"生物—心理—社会"医学模式从多角度综合性地考虑了疾病发生、发展的原因，并有针对性地对患者加以治疗，真正地反映了医学是人学的本质特征。在"生物—心理—社会"医学模式提出的 30 余年间，医学人文学研究的范畴不断扩大，患者对医学人文的需求也不仅停留在心理层面，更加丰富的医学人文理念正被渴求。因此，寻找有效的途径和方式，帮助医学生形成科学精神和人文精神相融合的理念，也是适应医学发展和促进新的医学模式建立的切实要求。

三、贯彻习近平总书记关于高校思想政治工作精神的需要

研究医学人文精神培育的价值及其实现，有助于强化医学人文教育目标在医学教育目标中的地位和作用，促进医学人才全面发展。我国高等医学院校自 20 世纪 70—80 年代首次将医学辩证法引入医学课程中，经过近 30 年的发展，医学人文学在学科设置、课程安排等方面，已经取得了很大的成绩。然而，在真正的实践过程中却不尽如人意。很多医学生对医学人文知识的学习仅是为了应付考试，对医学人文精神没有全面的认识和理解，特别是在实习过程中表现出与患者的沟通能力较差，缺乏对患者的关爱与同情，不懂得关心患者的心理需求，医学人文课程的设置在很大程度上并没有实现医学生人文精神的内化。

习近平总书记在主持中共中央政治局第十三次集体学习时强调，要切实把社会主义核心价值观贯穿于社会生活方方面面，"要从娃娃抓起、从学校抓起，做到进教材、进课堂、进头脑。要润物细无声，运用各类文化形式，生动具体地表现社会主义核心价值观，用高质量高水平的作品形象地告诉人们什么是真善美，什么是假恶丑，什么是值得肯定和赞扬的，什么是必须反对和否定的"。用科学的世界观、人生观、价值观指导大学生的学习、生活和工作，既是保证大学生个体各方面协调发展、全面发展的条件，也是人类生存和社会发展的必然要求，同时是对医学院校大学生教育培养提出的新思路。医学教育的目标应在"医学人文"与"医学技术"两方面齐头并进。人文与技术是医学的两翼，二者相辅相成，缺一不可：没有技术，医学便没有躯干；没有人文，医学便失去灵魂。优秀的符合社会需求的医生时刻把患者的利益放在首位，用一颗爱人之心和精湛的医术来共同支撑起患者的希望。因此，对于医生来说，具有医学人文精神和医学科学精神是同等重要的。高等医学院校在医学生的培养过程中，只有将医学生医学人文精神的培养纳入学生培养目标之中，并通过行之有效的教育教学模式，营造出浓厚的医学人文文化氛围，才能培养出胜任岗位能力需要的合格医学人才。

现代医学事业在先进的医疗设备和技术的推动下得到了突飞猛进的发展，攻克了一个又一个医学上的难题。然而，随之而来的不仅是人类健康指数的提升，其中还夹杂着一些不必要的"副产品"。日渐紧张的医患关系便是其一，并且已经成为我国医疗行业所面临的主要困境，引发了社会各界的广泛关注。医患关系紧张的现象不仅仅出现在某个医院或某个地区的某些医疗机构，它已经成为整个医疗行业中一个不争的事实。近些年，此类现象不但没有得到缓解，反而愈演愈烈。当前，医患关系已经成为构建和谐社会过程中一根敏感且不可触碰的神经。造成医患关系紧张的因素中，医生的职业道德素养是一个现实障碍。事实上，医患之间不是仅靠精湛的医疗技术就能维系的一种关系，它更需要医生能够设身处地为患者着想，给予其心灵上的抚慰，医务人员的人文精神对患者疾病的治疗起到了举足轻重的作用。如果我们能在培育医生的最初时期就让其懂得这些道理，那么实现医患关系和谐就不是一句空话。对医学生医学人文精神的培育直接影响着医学生的人文精神、人文素养、人文技能，进而影响到医患关系的和谐与改善。

一、关于志愿服务的态度、认知、实践情况

（一）参加志愿者服务活动

志愿服务具有深刻的历史性和时代性，国家和社会的历史以及制度性情境为志愿组织的发展、志愿服务的实践提供了价值和思想的指引，创造了发展和行动的空间。

参加志愿服务活动次数比例表

次数	人数	百分比（%）
10 次以上	423	11.1
7~9 次	251	6.58
4~6 次	751	19.7
1~3 次	1730	45.38
0 次	657	17.24

分析：调查数据显示，大部分医学生参加志愿服务活动较少，一般为 1~3 次，占总人数的 45.38%；只有少部分人员参加志愿服务活动达 10 次以上，占总人数的 11.1%；甚至还有 17.24% 的医学生从未参加过志愿服务活动。由此可以看出，志愿服务两极分化较为严重。

（二）医学院校在进行人文课程教学过程中，志愿服务教育方式所占比重情况

志愿服务活动与专业教育结合比例表

开展情况	人数	百分比（%）
经常开展	1187	31.14
偶尔开展	1618	42.44
从来不开展	184	4.83
不清楚	823	21.59

分析：从开展的情况来看，经常开展和偶尔开展的占总数的73.58%，但有21.59%的学生处于不清楚状态，这说明医学学校在人文课程教学过程中，可能并未向学生明确表达教学目的。将目前医学院校人文课程与志愿服务的结合率进行调查和分析，有助于获得改进医学人文教育的最"优"方式，进而促进医学人文素养教育与专业技能教育有效结合，推进志愿服务活动开展。

（三）大学生参与志愿服务活动存在的问题

存在的问题	人数	百分比（%）
公认度不高，不被众人认可	1231	32.29
参与服务的积极性有待提高	2547	66.82
组织性不强，活动松散和繁杂	1650	43.28
志愿者服务机制不完善	1894	49.69
志愿者服务活动资金缺乏	1867	48.98
政府和相关机构执行力度不够	1029	26.99
志愿活动类型单一	1222	32.06
其他	117	3.07

分析：此题为多选题，由数据可以看出仅有3.07%的医学生认为还有其他问题，所以在校医学生参与志愿者活动中存在的问题主要来自两个方面，即外部环境与个人情况，积极性与组织性是公认的问题，外部环境和服务机制不完善也影响了志愿服务活动的开展。

（四）志愿服务对哪些人文素养有所提升

人文素养	人数	百分比（%）
同理心	1989	52.18
沟通能力	3155	82.76
关爱患者的意识	2745	72.01

人文素养	人数	百分比（%）
职业道德	2501	65.61
奉献精神	2974	78.02
社会责任感	3051	80.04
其他	93	2.44

分析：由本组数据可以得出医学生人文素养和志愿服务的价值共性。在价值共性作用下医学生在实践中不断地提升自身的同理心、沟通能力、社会责任感和协作精神等，通过志愿服务活动学到有爱心、有责任心、有理想和有职业素养的核心精神。医学生通过志愿服务的方式，将人文精神外化于行，表现出对生命的关爱、尊重和维护。

二、医学生人文素养现状

（一）影响医学人文精神培育效果的最主要因素

因素	人数	百分比（%）
社会因素	1522	39.93
学校因素	607	15.92
家庭因素	189	4.96
自身因素	1417	37.17
教师因素	77	2.02

（二）参与学校校园文化活动频率

频率	人数	百分比（%）
经常	824	21.62
偶尔	2730	71.62
从未	258	6.77

（三）医学生对自身人文知识和素质的客观评价

评价	人数	百分比（%）
非常欠缺	153	4.01
比较欠缺	1483	38.9
不欠缺，但不满意	1722	45.1
不欠缺，很满意	454	11.9

（四）当前医学院校医学生的人文素质状况存在的问题

问题	人数	百分比（%）
社会公德意识淡薄	2271	59.5
心理承受能力差	2240	58.7
不善于处理人际关系	2413	63.3
对民族历史优秀文化了解少	2062	54.09
团队合作意识缺乏	2236	58.66
奉献精神不足	1802	47.27
社会责任感不强	2168	56.87

　　分析：从调查中可以看出部分医学生奉献精神不足、社会责任感普遍不高，更凸显了当下医学生人文精神教育的重要性。

三、学校人文素养培育现况

（一）对医学生进行人文教育的主体

主体	人数	百分比（%）
思政教师	1098	28.8
专业课教师	863	22.64

主体	人数	百分比（%）
人文教师	980	25.71
临床带教教师	519	13.61
辅导员教师	352	9.23

分析：在对医学生进行人文教育的主体的调查中，28.8%的医学生选择思政教师，22.64%的医学生选择专业课教师，25.71%的医学生选择人文教师，13.61%的医学生选择临床带教教师，9.23%的医学生选择辅导员教师。

（二）课堂授课形式与志愿服务实践方式及效果

实践方式及效果	人数	百分比（%）
授课为主，志愿服务为辅效果最佳	1753	45.99
志愿服务为主，授课为辅效果最佳	1605	42.1
授课最佳，无须志愿服务为辅	148	3.88
志愿服务最佳，无须授课形式	96	2.52
不清楚	210	5.51

分析：在课堂授课形式与志愿服务实践方式及效果的调查中，45.99%的医学生认为以课堂授课形式为主、志愿服务为辅的效果最佳，42.1%的医学生认为以志愿服务为主、课堂授课为辅的效果最佳。

（三）提高人文素质方面，学校应该加强哪些工作

学校应加强的工作	人数	百分比（%）
提高学生重视程度，完善评价体系	2962	77.7
提高人文课程质量，增加课程数量	2297	60.26

学校应加强的工作	人数	百分比（%）
提高教师和管理人员人文素养	2031	53.28
优化人文教育环境，建设校园人文景观	2169	56.9
拓展教学方法，创新教学途径	2129	55.85
结合专业，开展有影响的人文活动	2065	54.17

分析： 在提高人文素养方面，学校应该加强哪些工作的调查中可见，医学院校对人文素养教育的重视程度不高，师资力量不足，教师和管理人员的人文素养有待提高，在教学实践方面投入不足，对志愿服务教学实践的开展不够重视。

可见，大部分医学生支持将志愿服务融入人文教学当中，这对促进两者结合有重要的参考价值。医学院校应积极推动志愿服务教学实践与人文教育紧密结合，不断改善传统课堂的教学形式以提升教学效果，增强医学生的社会实践能力和社会服务能力，为志愿服务与医学生人文教育更好结合搭建良好的平台。

第三节　新时代医学人文精神教育的现状与问题

根据调查与分析，可以看到随着医学科学技术的发展，传统教学模式已不能适应医学教育的发展需求，医学教育需要融入人文精神教育。医学院校该如何给予医学生更多的精神动力与支持，以帮助他们克服未来的重重困难，是我国医学教育面对新时代亟待思考与解决的问题。长期以来，我国医学教育只注重学生医学科学知识结构的建立，从而忽视了人文精神和哲学思想的培养。这不仅表现在人文类课程教学课时分配较少，还表现在具体教学内容的选择单一。据统计，我国医学院校人文类课程教学课时占总课时的比例小于 8%，远低于国外发达国家。此外，人文教学内容枯燥，与时代脱节。医学院校所开设的人文类课程难以满足未来医学生岗位工作的需要。

一、学生的人文素质情况

目前，就学院学生的人文素质而言，大部分学生是欠缺的，而且这些学生似乎并没有认识到人文素质教育的重要性。任课教师认为，学生之所以没有认识到其重要性，主要是观念的问题，学生普遍认为，成功的医生主要是拥有高超的医术，人文素质层面处于次要地位，甚至无关紧要。即使有的学生能意识到人文素质的重要性，但是并没有将提高自己的人文素质落到行动上。访谈过程中，教师认为，造成学生即使意识到人文素质的重要性，也没有真正地落实到行动上的原因有很多。其中，与学院的课程设置有一定的关系。在有限的时间内，学院在设置专业技术课程和人文素质课程之间很难做到平衡。

以发达国家美国为例，笔者通过查找资料发现，以美国为首的北美医学生，普遍具有广泛扎实的人文学习基础。这种情况和整个国家的教育体制密切相关。在美国要想成功就读大学，学生必须要通过 Scholastic Aptitude Test。只有考试通过，才能够申请大学本科。该考试分为两个层面，其中，科目一主要评估数学和语言能力；科目二主要评估美国历史、世界历史、文学、化学、生物学、物理等各项能力。就评估的内容而言，美国对于人文科学知识还是比较侧重的。对于美国而言，从医的大学毕业生，除了关注与申请医学院需要的常规课程，通常医学院还要求学生在被医学院录取之前，要参与一些相关的实践活动，如在医学相关的科研机构或医院参加一些志愿服务活动。

二、对学院人文素质教育的看法

人文素质教育包括很多环节，本节主要从课程设置、专业技术课程和人文素质课程的时间分配、教学方法和考核方法、师资队伍四个维度进行访谈。

（一）课程设置

在访谈中，教师及管理者凭着多年的教学经验和管理经验，对于学院的人文素质教育课程的设置提出了看法。医学人文素质教育的课程设置需到位，如医学伦理学、医学心理学、卫生法学、医学导论、医学与哲学、医学史、医患语言学、社会行为学、医学大家、语言文学修养、哲学、历史学等。这些课程应该都在设置的范围内。可事实上，有许多医学生应该接触的人文素质课程，由于时间等多重原因并没有开设。即使开设，由于时间的分配，也没有达到预期的效果。一般而言，医学院所开设的课程大致包括三类，分别是自然科学、人文社会科学、基础和临床医学三大部分。对于学院的医学教育而言，相对于医学技术类课程，人文素质课程的比例偏低。

其实早在 1985 年，美国医学院协会就要求将临床有关的伦理学和行为科学纳入医学院课程体系，积极地进行课程体系改革。医学生的人文素质培养课程大致包括以下三个方面：一是人文学科群，涵盖法律、伦理、艺术、文史哲、宗教等多个学科；二是核心课程，主要是人文社会学科融合，如医学与人文科学相交叉的课程，医学和文学、艺术、社科融合的课程，这样的核心课程的设置目的是促进自然科学与人文社会科学的融合；三是交叉课程，如开设"了解患者""临终关怀""行为科学""医患沟通的艺术"等交叉课程。医学科学一定要与社会发展相适应。随着时代的快速发展，医学科学取得了长足的进步，与此同时，疾病谱的改变、人口老龄化的加快，医学教育教学内容变化成为必然。美国医学院校为了适应这些变化，在医学领域大量引入新技术革命成果，从而也带来一系列新的社会卫生问题。从 20 世纪 90 年代开始，费用控制、家庭暴力、效益分析、国际医疗与保健等诸如此类的教学内容，逐渐被引入美国的医学专业教学中，这样做的目的是帮助学生理解医学与社会之间的客观关系。

（二）专业技术课程和人文素质课程的时间分配

专业技术课程多似乎是医学生的特点，与此同时时间短缺也是客观现实，学院的人文素质课程多安排在学生的休息时间，如下午7~8节、晚上9~10节、星期六、星期日。被访谈者认为，这样的时间设置根本无法保证教学质量和效果。尤其是周六日的人文素质课程，上课的人数无法保障。因而，在有限的时间内，如何平衡专业技术课程和人文素质课程之间的分配，需要进行科学探索，既要保障专业技术课程的时间，又要保障人文素质课程的教学效果。

调查显示，我国医学院校的人文社会科学课程学时只占总学时的8%左右。而美国、德国人文社会科学课程学时最多，为20%~25%，英国、日本为10%~15%。

（三）教学方法和考核方法

由于人文素质教育目前还停留在理论的讲解上，这就决定了教学方法和考核方法的单一化。参与访谈的教师认为，实际上，教学方法多样化和考核方法多样化确实对人文素质的培养有着重要的效果。可是就目前而言，不论是从开设的课程上、时间的分配上，还是从学院所提供的实践手段上，以理论讲解为主要的教学方法，以理论水平的高低为主要的考核标准，似乎成了教师不得已的选择。

当然，制约教学方法和考核方法的除了时间、手段等因素外，社会就业、竞争的压力这些要素也会制约教育方式。在这种特定的情境下，教师不得不采用应试教育方式。因而，名词概念的解释，基本原理的灌输成了大部分教学方式的重点，在某种程度上，能力、角度、方法的教育被逐渐忽略了，也是不可否认的客观现状。

作为发达国家的美国，其教育方式值得我们思考和学习。资料显示，美国的医学生主要通过临床实践来理解和深入思考医学，尤其从实践的亲身感受和体验中，真正地做到换位思考，切实地体会患者的处境和心境，从而真正地加深对疾病的认识，最终提高对病患心理的掌握程度。

查找的资料显示，理论讲授不只是培养学生的沟通能力的唯一方法，美国医学院校更多是通过采集病史的方法来培养学生的沟通能力。因而判断学生的沟通能力高低的标准，主要看学生在采集病史方面是否详尽、客观及全面。另外，这种方式还有一个重要的作用就是能够达到训练学生临床思维的目的。

在沟通技巧方面，美国医学院校做的事情，更值得我们学习。例如，在课上不只是讨论如何开刀、如何手术的科学技术知识，还要花很多时间探讨患者应该以何种可以接受的方式知道较为严重的病情，讨论经济负担重、病情重的患者如何做决策，讨论如何使病情重的患者抱有希望地有效配合医生诊断治疗。我们可以发现，以上这些问题，其实已不仅仅局限于普通医学知识的传授，也不仅仅是某些临床处理疾病能力的训练，它是医学人文素养的训练，它是医德品质的形成过程。这样的教学会让医学生深刻地理解医学与社会之间的复杂关系，让人文素质内化于医学生之中。另外，这样的教学对于学生的交流沟通能力、自我学习能力、反思能力等都会产生积极效果。

除此以外，美国医学院校也非常注重拓展医学生人文素质培养的场所和教育形式，鼓励医学生通过实践来获得价值认同。资料显示，非大学学习的美国学生选修课的比例呈逐年增加态势，同时，积极参加各种社会服务活动也是美国所积极鼓励的一项内容。学生亲身体验一些事情也是一种很好的锻炼，这种锻炼在某种程度上会不断激发医学生对医学领域的社会现实问题进行调查研究的兴趣。另外，也会无形地塑造人道主义精神，培养学生的职业素养和社会责任感。如鼓励医学生为那些无家可归的、遭遇家庭暴力的受害者以及滥用药物的人提供服务。

（四）师资队伍

对于师资队伍而言，学院人文素质教育的老师由两部分构成，一是纯粹的人文社科的老师，二是纯粹的医学科学的老师。医学人文科学是交叉科学，这是不可否认的事实，它是医学、人文和社科的交叉，这种交叉性质就决定了医学生人文素质教育的课程，需要交叉学科教学。因而，同时具备人文社会科学知识和医学知识成为医学人文素质教师队伍的标配。

如果按此要求，目前学院交叉学科的师资明显不足。无论是学历层次，还是知识结构，从事医学人文科学教学的教师存在着参差不齐的现象。

例如，学人文的医学知识欠缺，尤其涉及与思想政治教育有关的课程，往往还停留在单纯的说教上，医学科学色彩不足。与此同时，还存在另一个极端，学医学的人文知识不足，医学院校的专业教师多是在实验医学模式的教学模式下培养出来的，因而在教学过程中，医学生人文精神的教育有时会被忽略掉，而在传播医学科学知识的同时，医学人文精神内容的渗透，实际上也很难做到。当然，这不仅仅是某类医学院校所具有的现状，而是与教师的知识结构欠缺和我国现存的大学培养模式密切相关。改变教师的知识结构，还得从源头做起。

资料显示，政府机构、公众组织、众多学科领域，这三个重要的主体是欧美发达国家的医学人文素质教育师资的主要来源。为此，国家人文科学基金会对美国的医学院校给予大力支持，而且众多的学术组织以及公众机构的哲学、法学、伦理学等学者也会关注美国的医学院校。不仅如此，欧美国家的医学院校在学历和学位层次及技术职称上，也具有多样性。博士学位几乎成了欧美国家医学人文教育教师的标配，从职称类型看，教师中既有医学助教，又有临床讲师；从学术和技术职称之间的关系而言，教师中既有医学教授同时又有主任医师，而且教师中不乏专业教授，或医学社会工作者；尤为重要的是，许多人文素质教育的教师不仅在医学方面而且在人文社会科学领域都是学术权威，因而，他们能够同时具备自然科学与人文科学双重学科的知识基础和能力。这些对于成功的人文素质教育来说，是非常重要的因素。

此外，欧美发达国家的医学院校和我国医学院校非常不同的一点是，他们还会聘请一些社会人员来参与教学。为了使人文教育的内容知识和教学形式更加丰富多样，一些癌症患者、器官移植接受者以及艺术家都可以参与教学活动。

三、对学科的看法

在医学技术主体化事业中，科学技术得到空前应用，同时也驱使医学教育陷入对科学技术无止境的追求中。在医疗技术主体化趋势下，医院似乎变成各种新技术、新设备组装的庞大医疗机器。在高科技大规模应用过程中，医生个体的作用变得渺小，技术引发的不良后果及其因果责任也变得模糊不清。这是医学人性偏移、技术主体化的危害。同时，随着医院进入资本化运作行列，私立医院由于资本的逐利本性，必然导致医疗的无限扩张。公立医院因为政策因素，医院的持续发展依赖于医疗盈利模式，也导致一些过度医疗现象的发生。这些因素使现代医学将治病与救人割裂开来。当医生选择决策的信条是科技进步或是成本效益，而不再是以人为本时，人文精神将不复存在。

医学人文教育应始于新生入学之际，刚迈入大学校园的学生心中充满激情与渴望，带着求知向上、救死扶伤的崇高理想，这时正确引导医学生的精神追求，能为其一生的医学事业奠定人文精神基础。在现代医学教育中，无论是动物实验课还是人体解剖课，都是生命对生命的付出，生命对生命的服务。教师应培养学生对生命的敬畏感，使其感受到生命的价值与意义，无论是动物的生命还是捐献者的遗体，都在默默地为医学发展做出贡献。医学生进入临床后，经常和患者一起面对疾病与死亡。在许多疾病的终末期，现代医学已束手无策，这时医生应对患者进行临终关怀，为生命的离场做好准备。不仅如此，还应思考如何把逝者的爱留给他的家人，甚至更多的人。

在长期临床工作中，医学生会遭遇各种各样的无力感与挫折感。这时，医学生应认识到挫折是不可避免的，它是走向成熟的必经之路，需要以积极的心态和乐观的态度去面对。医学生需要以豁达与宽容的心态去面对患者。"偶尔能治愈，常常是帮助，总是去安慰"，这句话带着谦卑而慈悲的情怀阐释了医学核心的价值。医学生要避免对现代医学的盲目乐观，此外应加强抗挫折能力的培养，通过正确归因增加自我调适，在挫折中学会正确面对危机、接纳自己的不完美，进而服务更多的生命。只有通过长时间不懈的努力学习、磨砺心智，医学生才会具备人文精神。

面对学院医学生人文素质教育的现状，如何建立起适合目前医学生人文素质教育现状的教育体系，对于改变医学生人文素质教育有着现实的作用和意义。而医学生人文素质教育绝不是一个独立的层面、一个简单的维度、一个单一的问题，改变医学生人文素质教育现状应该是一个完整体系的建构。

第四节　新时代影响医学生人文精神培育的因素

医学人文精神是指在医护过程中，医务人员对患者的生命健康、人格尊严和权利需求给予真诚的关心与尊重。但是，随着市场经济的快速发展，技术性科学正获得极大的发展，人文关怀思想学科则有日益边缘化的趋势。

一、紧张的医患关系对医学生职业精神培育的影响

医患关系是社会关系的组成部分，和谐的社会需要和谐的医患关系。然而，人文精神在医学领域日益边缘化的趋势显现得越

来越明显，医患之间缺乏足够的尊重与信任，这已成为一个不可忽视的社会问题。

（一）紧张的医生执业环境对医学生职业精神培养的影响

自 20 世纪 90 年代以来，医生的执业环境开始持续恶化。而近几年我国医生的执业环境也更趋紧张，这种紧张关系突出地表现为医患矛盾恶化、医疗暴力事件增多。医生也普遍地感受到了他们从业过程中的人身安全和人格尊严得不到最基本的保障。这种现象严重影响到了医学生对于职业精神的认识，从而影响了医学生人文精神的培养。

医生不但要有精湛的技术，更要有为人们所敬佩的人文精神。医学的本质是人文精神，人文精神要求我们从人性角度出发研究医生与患者的关系。生命健康权是人性的集中体现，然而由于医生职业精神的不断丧失，这种权利已经开始受到威胁。实践已经证明，没有医学生的职业精神，便不会有和谐的医患关系。

医疗服务本身就是围绕为患者提供服务的行业，然而目前部分医务工作者已经忽视了坚持以人为本的思想。在整个诊疗活动中，他们并没有坚持从患者的利益出发，在诊疗活动中对患者进行细微的关爱。

（二）过度医疗行为对医学生人文精神培育的影响

所谓过度医疗，是指医疗机构或医务人员违背临床医学规范和伦理准则，不能为患者真正提高诊治价值，只是徒增医疗资源耗费的诊治行为。或者说，在治疗过程中，不恰当、不规范甚至不道德，脱离患者病情实际而进行检查、治疗等医疗行为。

2014 年 1 月，央视新闻播出了《过度医疗的危害》专题报道。报道称，四川省绵阳市人民医院的女医生兰越峰因反对医院过度医疗，成为一名"走廊医生"，这一报道引起了社会各界的广泛关注。这个案例告诉我们，由于我国医疗卫生体制改革仍然滞后，人民群众日益增长的健康需求与医疗资源供给严重不协调，正是这个矛盾致使一些医生或者医院出现过度医疗行为。医患纠纷增多的根本原因在于目前医疗体制下的医院趋利性导致看病难、看病贵与患者经济负担能力的矛盾突出。反过来，医患矛盾又进一步助推过度医疗发生。

此外，尽管过度医疗的出现有体制层面的因素，但很大一部分原因是由于医务人员人文精神教育的缺失和职业精神的丧失。"救死扶伤、治病救人"是每一位医务人员在学习医学理论之初都要牢记的，但并不是每一位医务人员都能做到，部分道德低下、人文意识和职业精神素质薄弱的医务人员充当了过度医疗行为与过度保护行为的推手。这些医生与患者的不和谐主要是医学生职业精神的缺失以及人文精神贯彻不足导致的。例如，2013 年11 月 27 日新华网报道称，一位哈尔滨的老人住院 67 天花了 500万元天价治疗费。近几年频发的"天价医疗"事件，使得社会上对医改的看法议论纷纷。这些过度医疗行为使得医患之间的关系更加紧张。过度医疗的现象不仅造成社会公共医疗资源的浪费，也损害了人们的身体健康，从另一个角度而言也损害了医疗工作者医者仁心、医者父母的形象。

建立和谐的医患关系，医护人员应当贯彻"以患者为中心"，对患者施以人文精神的思想理念，而不是一味地追求自身利益最大化。由过度医疗而导致的医患关系紧张以及医疗环境恶化，再次警示医学院校在进行医学教育过程中对医学生的人文精神培育一定要坚持以人为中心，即以人为本。

二、医学教育对构建医学生人文精神培育的影响

（一）医学教育中片面医学人才观的影响

"人才观"是指关于人才的本质及其发展成长规律的基本观点。医学人才观是指社会对医学人才标准、成才要素等问题的看法总和。

片面的医学人才观是指受传统医学教育模式影响而形成的一

种只注重医学生的专业技能而忽视他们的人文道德修养，仅仅将医学技能作为唯一衡量标准的人才观。这种片面人才观重技能轻人文，即重视医学知识的积累和医学技术的学习，轻视人文精神的修养，特别是以人文精神为核心的医学生职业精神教育，严重影响到医学教育的发展。

我国现行医学教育模式是在传统生物医学模式的框架上建立起来的，因此对医学人才观的看法还是比较片面，人们往往相信只要具备精湛技艺的医生就是"良医"。加上不少用人单位选才用人的标准只注重其专业成绩的高低，而不重视其人文素养、职业道德水平，在这种片面人才观的误导下，医学生的人文精神教育被忽视就在所难免了。这种落后的观念明显地渗透在医学院校的教学体系和教学管理中，极大地影响了医学人才的培养。

（二）医学教育培养模式中人文精神的缺失

人才培养模式包括人才培养目标、人才培养方案、人才教育制度和人才培养过程等几方面的内容，它是在一定思想政治理论指导下进行的。当前医学教育发展进入"生物—心理—社会"的新模式，随之对医学人才也提出了更高的要求，因此医学教育模式也需要做出调整和改变。与过去传统教学强调的重点不一样，当前我国在医学教育培养过程中要教授医学生在处理临床问题时，不仅要看到病，而且要看到病是因人而异的，需要考虑和人有关的种种因素。这些概念反映在教育培养目标中就是医学生不仅要掌握与专业相关的医学知识技能，还应该接受相关的人文精神知识技能。

根据医学教育目前的培养模式要求，作者查阅了全国 20 所高等医学院校的培养方案及其"课程设置进程表"，从课程课时比例和课程授课形式等方面对当前医学院校所开展的职业精神相关课程进行了比较研究。从课程设置来看，在大多数医学院校中，医学专业课程的学时比例远远大于人文课程学时，人文课程学时仅占总学时的 25% 左右；并且很多的人文课程都是以选修课的形式出现的，在人文课程设置中，关于医学生职业精神教育的课程学时设置比例更小，有7所学校开设，学时最多为20课时最少为6课时，且多以选修课的形式出现。

据此可以发现，由于长期受到医学传统教育模式的影响，我国的医学教育通常强调医学生的专业知识教育而忽视他们的人文素质教育。这表现为医学院校中的课程设置比例不合理，只突出医学专业知识学习，而轻视人文学科的教学。大多数院校只是开设一些人文社会科学选修课，且教学内容比较单一。此外，传统医学人文教学形式呆板，使得学生对人文精神的理解以及人文知识在医学教育中的渗透还停留在感性认识的表层上。在以升学、就业为目的的传统教育中学生所获得的知识只能应对生物医学模式的需要，而不能适应"生物—心理—社会"医学模式的发展要求。

根据调查可以发现，目前我国高等医学院校医学教育受传统医学教育模式的影响严重，在校医学生的人文教育缺失比较明显，学生普遍不太了解人文教育是什么，而对于人文教育中的职业精神教育则更是知之甚少。因此，对医学生加强人文教育和医生职业精神教育必须引起医学院校与社会各界的高度重视。

（三）医学教育中人文精神实践的缺失

下面我们看一下未经当事人同意安排实习医生旁观妇检过程侵犯患者隐私权的医疗侵权纠纷的典型案例。2012年7月18日，崔丽丽到市妇幼保健医院接受妇科检查，在检查过程中市妇幼保健医院安排了多名实习医生旁观检查过程。检查过程中她感到非常难堪和紧张，当即要求医生让这些人出去。医生说这些都是实习医生，并要她躺好，不然无法检查，接着医生开始向这些实习医生介绍部位、名称等，其间实习医生中还有人在轻笑，整个过程持续了10分钟左右。事后，崔丽丽以市妇幼保健医院未经其同意，安排实习医生旁观妇检过程的行为侵犯其隐私权为由，向当地人民法院提起诉讼。该案例反映出老师在传授医学专业知识与技术的同时缺少对学生进行医学的人文精神方面的知识教育，导致学生在临床学习过程中缺少用人文精神来尊重患者，不懂关心、爱护和尊重患者。

在对医学教育人文精神实践教学进行问卷调查的过程中，当问及医学生"您在见习阶段有没有受到过人文精神相关的实践教育？"时，35%的医学生选择从来没有，仅有12%的医学生选择接受过此类教育。

对医学生而言，医学教育最终的落脚点还是临床实践，这是医学教育链条上最关键的一个环节。在这一实践的过程中，如何能够真正遵守医生职业道德，践行以人为中心这一原则需要医学教育工作者及学生思考。

实践是反思的开始，部分医学生由于缺乏人文精神的基本素质与修养，导致在临床学习中对患者不尊重及冷漠，有些甚至是不负责任，教训是深刻的。因此，在实践的基础上培养学生树立正确的世界观、人生观，强化人文教育实践在医学生职业精神实践中的主导地位非常迫切。

三、个人内在品质对构建医学生人文精神培育的影响

医学生应具备以下个人品质：在理论方面要掌握良好的医学伦理知识，形成良好的道德和品行修养、坚定的人生信念；实践方面要具有能够献身医学事业的精神，对未来即将从事医学服务应当有正确的认识。医学生的内在品质会在他们将来所从事的医疗职业中内化为职业精神反映出来，因此，医疗效果如何及医患关系的好坏，在很大程度上都取决于医学生个人内在品质以及医学院校对医学生人文精神培育的高低。

（一）个人信仰对医学生人文精神培育的影响

个人信仰是指个人遵从他所信服的理论、学说和主义，并把它奉为自己的行为准则和活动指南，它是一个人做事情的根本准则。个人信仰具体表现为个人的人生观、世界观和价值观。各种

社会思潮的相继涌入，致使学生开始出现信仰多元化。信仰的多元化包括信仰对象的多元化和信仰内容的多元化。医学生个人信仰决定医学生的职业精神、职业理想和职业信仰，并且医学生的职业信仰直接影响他们的职业认识和职业态度。

目前，我国社会处于转型时期，社会中也出现了很多相互矛盾的价值观。例如一些西方发达国家，他们正不遗余力地通过对外文化交流等方式大规模地向外输出他们国家的精神文化产品，凭借覆盖全球的综合信息传播体系来大肆宣扬其意识形态、价值观念和生活方式，企图实现价值观念的"全球化"。医学生作为一群特殊的群体，很容易受到家庭、社会和学校等非主流价值观的影响，这在很大程度上影响了当代大学生的价值观，影响到他们的文化认同感。因此，学校要对学生接受的各种价值观和社会思潮进行有效的整合。

（二）人生观与价值观取向对医学生人文精神培育的影响

人生观是指人们对人生目的、意义以及人生态度的认识。价值观是指人们对价值问题的根本看法，包括对价值的实质、构成、标准的认识，这些认识的不同，形成了人们不同的价值观。

当代医学生应当具备的人生观和价值观包括：坚持利他主义的价值观，坚持以人为本的价值观，做到始终把患者的利益放在首位。这些价值观与我国当代医学生的职业精神要求是相一致的。医疗行业属于服务性行业，我们今天培养的医学生就是将来以救死扶伤帮助他人战胜疾病、赢得健康为己任的医务工作者。

社会目前正处在转型时期，人们的人生观、价值观需要一个调整和重建的过程。在这一过程中，整个社会的道德水平出现了滑坡的现象，这也波及了医学院校。在校医学生正处于从学生向医生的角色转换时期，他们对人文精神的认识和理解也比较模糊，容易忽视自身医学人文精神的培育。特别是对于三、四、五年级的学生，他们在此期间要间接或直接与医生和患者接触。在临床实习阶段，医学生自身的价值观将直接影响医学生对患者的态度和责任。因此，医学生树立正确的人生观与价值观，有助于强化自己对职业态度和职业理想的认知与感悟，帮助自我形成正确的职业情感和职业作风。

（三）个人道德水准对医学生职业精神培养的影响

从理论上讲，道德是调整人们之间以及个人与社会之间关系的行为准则和规范的总和，是一种在法律保障下依靠社会舆论、传统习俗和信念来维系的信念。而医学生的职业道德就是医德。个人道德水平的高低对医学生职业精神培养具有很大的影响。医疗工作的特殊性决定了一切临床医务人员必须时刻自觉地以高尚的医德标准来严格要求自己，对每一个直接和间接与患者有关的细微环节都应该极端负责并认真对待。

四、自愿服务对构建医学生人文精神培育的影响

通过对问卷调查进行分析，对该人群的志愿服务理念、服务经历及其人文素养的培育渠道进行了评价，了解了他们对待志愿服务与人文精神的态度，并对健康价值观进行了测定，同时对健康相关行为的现状以及对卫生知识情况的掌握进行了综合研究分析。综合本次研究结果，调查组进行了影响医学生志愿服务的原因的分析。

（一）志愿服务的组织平台和活动形式单一

医学院校志愿者的工作内容大多数是由校级团委负责安排的，虽然医学院校志愿者的服务工作能有效地开展，但服务内容具有一定的局限性，在相当大的程度上使得学生志愿者服务工作的积极性有所降低。

在活动内容和形式上，不仅过于单一，而且大多处在一个低水平的层次，比如常见的就是去帮忙打扫养老院卫生，对校园进行清洁、无偿支教等。就开展的服务项目来说，各高校情况基本一致，与医学生专业紧密联系的特色优势项目未能开展，从而降

低了医学生志愿服务的积极性。

（二） 个体主动志愿服务的意识不强

医学生志愿服务观念意识薄弱。大部分医学生志愿者对志愿服务的认识不够全面，甚至还存在不少误区。这或许是由于组织者在活动的策划上侧重于活动本身，而对医学生的服务认识和人文素养的教育不够深入导致的。此外，许多医学生服务动机不纯粹，存在功利心或是盲目跟风的情况，志愿服务并非出自他们的初衷。

（三） 志愿服务宣传力度不全面

虽然高校志愿服务已取得了不少成就，但是仍然处于初级阶段，发展过程中还存在一些实际问题。一方面，在高校里，医学生对志愿服务活动缺乏深度了解；另一方面，在社会上，社会各界对志愿服务活动缺乏认同和理解。这样医学生志愿者无法对自己进行准确认知，从而影响其参与活动的热情和积极性。

（四） 医学生对志愿服务缺乏稳定的热情

大学阶段，医学生的自我认识能力欠缺，三观还不够成熟，其意志力、自我控制力还相对较差。他们处于参与社会服务的初始阶段，面对困难易产生浮躁的心理，导致其服务热情降低。

（五） 志愿服务机制不完善

医学生志愿服务活动自开展以来，取得了一系列的成果，但是严密的志愿服务组织体制仍需完善。即便是由一些正式的部门带头组织的志愿服务活动，也缺乏周密的策划和管理。组织者往往只注重在活动初期招募志愿者，在志愿者的培训及管理方面却存在很大的问题；尤其是在一次次志愿服务结束后，因缺乏完善的网络管理服务系统，很多组织机构不再与志愿者联系，对志愿者的信息保留不完整，这样，难以形成一套健全的服务机制。

（六）志愿服务活动资金缺乏

资金短缺也是当前医学生在志愿服务活动中面临的严峻问题。首先，志愿者自身筹集资金能力有限，经济来源不稳定且严重不足，志愿者参与社会服务活动的交通费、伙食费、材料费等得不到有力的资金保障。其次，医学生志愿服务的活动资金大多来源于学校或政府的财政拨款，很少通过社会筹措资金，不能得到充分的赞助与支持。

（七）对志愿服务的激励措施不够完善

志愿服务组织管理部通常认为参与志愿活动是每个医学生应尽的义务，忽视对志愿者的激励措施。在参加志愿服务时，医学生做的工作大同小异，他们的工作效果和态度也经常被忽视，付出多的和贡献少的得到的补贴并无区别，存在随意性。在志愿服务的物质奖励和精神奖励方面都存在不足，志愿服务激励机制还不够完善，无法满足志愿者的荣誉感和自豪感，也无法保障志愿者的工作热情。

第三章　新时代医学生人文精神培育体系

第一节　新时代医学生人文精神的培育目标

一、医学生人文精神培育目标的定位

医学生人文精神培育的总体目标是教育引导广大医学生在中国共产党领导下，牢固树立爱国主义和全心全意为人民服务思想，自觉遵守法律法规和职业道德，不断提高自身修养，具备良好的心理素质和团结协作、创新拼搏的精神，促进医学生思想政治素质、科学文化素质和身心健康素质全面协调发展。准确定位医学院校医学生人文精神培育目标，需要把握好总体目标和分项目标的几个要点。

（一）结合高等教育规律的普遍性与医学教育的特殊性，科学界定医学生人文精神培育的总体目标

医学院校医学生人文精神培育目标的界定，既要反映我国高等教育人才培育的一般规律与基本要求，又要积极探索属于医学院校特有的规律与要求。医学人文精神关系着患者的生命安危，关系着千家万户的身心健康，关系到社会的和谐与安宁。人文医学教育教学要紧贴医学生的培育目标，为促进健康中国战略所需的合格医疗卫生人员应有的医学人文品格养成而服务。

（二）结合医学生人文精神培育的总体目标与具体目标，明确界定医学生人文精神培育的具体目标

根据医学院校医学生人文精神培育的总体目标，逐层分解医学生人文精神培育在思想教育、政治教育、道德教育、法纪教育与心理教育的分类目标，强调人文素质分项目标中社会能力与方法能力的规格要求，提高医学生的科学文化素质，养成良好的学习习惯，加强医学生社会能力与思维方法的训练；突出职业素质目标，引导医学生养成良好的职业理想、职业道德，重点使其掌握从事本专业实际工作的基本能力和基本技能，具备适应基层岗位需要的实际工作能力，有较强的仁爱之心，爱岗敬业，勇于拼搏，甘于奉献，具有创新思维和创业者的基本素质与能力。

二、实现医学生人文精神培育目标的要求

医学生人文精神培育应根据医学院校人才培育目标的要求，根据医学生认知成长规律，在国家高等教育人才培育的根本要求下，从横向和纵向两个维度，紧紧把握不同年级医学生的成长变化特点，因材施教，实现医学生"入口"目标与"出口"目标协调一致。这样既可以保证医学生人文精神培育体系的整体性，又可以提高医学生人才培育工作的实效性。

（一）适应我国高等教育人才培育的根本要求

习近平总书记指出，高等教育发展方向要同我国发展的现实目标和未来方向紧密联系在一起，为人民服务，为中国共产党治国理政服务，为巩固和发展中国特色社会主义制度服务，为改革开放和社会主义现代化建设服务。我国高等教育肩负着培育德智体美劳全面发展的社会主义事业建设者和接班人的重大任务，高校立身之本在于立德树人。因此，医学高等教育的目标取向，不仅应强调其实践性的提升，注重把学生培育成为应用型、技能型人才，更要注重培育学生的道德，使医学生具备健康的道德理性

和价值理性，成为知行合一的新时代大学生。医学院校要以现代教育理念为指导，全面提高教育教学质量，坚持育人为本，把立德树人融入医学生人文精神培育的全过程。

进入 21 世纪以来，随着经济的发展和医疗卫生制度的改革，医患纠纷和医患冲突频发，医患关系愈发紧张。造成医患关系紧张的因素有很多，其中，医学人文精神的缺失是主要的影响因素。德才兼备是我国高等教育对合格人才的要求，尤其是在医学院校，更加不能脱离这个教育要求。当前，现有的医学教育育人体系在很大程度上已经不能适应新的需要，顺应社会主义核心价值观的要求，结合医学院校人才培育方案和要求，创新构建医学院校医学人文精神培育体系势在必行。

（二）基本保证实现"三全育人"的工作格局

整合创新医学生人文精神培育体系，要求我们必须准确把握医学院校不同年级的医学生的成长规律，根据学习变化情况，由浅入深、循序渐进，并努力构建全员、全过程、全方位的工作格局，使医学生人文精神培育目标得以具体实施。

一年级医学生的人文精神培育体系，主要引导医学生适应从高中生向大学生的角色转变，了解专业知识、专业前景，明确未来职业发展方向，形成医学思维与意识，侧重医学生的人文精神培育的导向教育。二年级医学生的人文精神培育体系，主要引导医学生从理论学习向实践锻炼的知行转变，引导医学生参与课外文体活动、职业技能竞赛、社会服务等，增强其社会认知与感悟，侧重医学生的人文精神培育的实践锻炼。三年级医学生的人文精神培育体系，主要引导医学生适应从大学生向准职业人的成长转变，注重医学生加强专业技能训练，培育职业应用能力，侧重医学生人文精神培育的技能教育。四年级医学生的人文精神培育体系，主要引导医学生关注招聘活动，强化求职技巧，进行模拟面试等训练，通过见习与实训，在实践中检验自己的积累和准备，侧重医学生人文精神培育的职业生涯教育。五年级医学生的人文精神培育体系，主要引导医学生在实习单位进一步巩固基础理论、丰富专业知识、熟练掌握临床常用诊疗技术，为今后走向社会、胜任岗位工作打下坚实基础，侧重医学生从准职业人向社会人、职业人的职业教育。因此，探索和构建医学生人文精神培育体系，其目标、内容、方法、管理、评价等方面，首先必须尊重高等教育的基本规律，遵循高校学生成长与教育规律，将医学生人文精神培育目标、内容分解到整个医学教育的全部阶段、全部过程中，从人才培育的视角构建医学院校分年级、分阶段、分层次的育人体系，建立分层递进、螺旋上升、和谐衔接的有机联系，坚持理论与实践相结合，力争实现医学生人文精神培育"三全育人"工作格局。

（三）体现我国医学院校人文精神培育的特点

创新完善医学院校人文精神培育体系，必须根据医学院校学生身心特点、专业内容、认知成长规律，始终坚持"知"与"行"的结合，以社会主义核心价值观为引领，把医学职业理想教育、医德教育、社会责任素质教育、民族精神教育等作为重要内容，并贯穿医学院校人文精神培育的全过程；让广大医学生在专业学习与社会实践中，将正确的医学人文精神内化为理想信仰，升华为医者内在素质，形成一种良好的习惯，转化为自觉的人文行动，从而培育遵纪守法、爱岗敬业、技艺精湛、服务社会的高技能医疗卫生人才。

第二节　新时代医学生人文精神的培育原则

培育新时代医学生人文精神的原则，是医学院校在医学生人文精神培育教育活动中必须遵循的基本准则，是对医学生进行人文精神教育的客观规律。分析近年来医学生人才培育中所遇到的问题和难题，从医学院校全员、全过程、全方位育人的新变化可以看出，医学生人才培育机遇与挑战并存。因此，要开展医学生人文精神的培育活动，关键是准确把握几大原则。

一、理论与实践相结合

理论与实践相结合的原则，是马克思主义最基本的原则之一，其精髓是主观和客观、理论和实践、知和行的具体的历史的统一，关系到医学生人文精神培育的最终效果。医学生人文精神的培育，既要加强人文课程的理论教学，也要注重人文实践的结合。人文教育课程，既是理论课，更是以实践为依托来促进的课程。实践教学不是依附于理论，而是整体课程体系的重要组成部分，要努力化解理论教学与实践教学间的矛盾，厘清理论教学与实践教学间的关系，合理设定理论课程与实践课程的比例，促使二者相结合形成最大合力。

医学院校教育工作者，在培育医学生人文精神的过程中，需要针对当代医学生的思想、认知、心理、行为、习惯等进行科学分析，深入掌握其成长成才过程中遇到的实际问题，以及他们关注的社会热点、难点问题等，有计划有方法地开展潜移默化的人文精神培育，做到"四进四知"。教育工作者应走进医学生的课堂、宿舍、教室、网络，以"四进"的方式对接医学生的日常空间，将医学生人文教育从理论形态嵌入生活形态，深切了解医学生的思想变化与人文行为、学习目标与学习状态、生活现状与心理情绪，努力做到"知思想、知学习、知生活、知实践"的内容协同。

二、知识与价值相结合

现代医学的发展主要包含两个方面：一是医学知识和技能，二是医学人文精神。从传统的生物医学模式向"生物—心理—社会"医学模式转变过程中，医生的关注焦点不仅是治疗环节，还应更多关注预防和干预。这需要医生发扬人文精神，医学人文精神是实现现代医学模式的促进剂。医学知识教育是以知识传授、技能培育为主要内容，属于认识论的范畴；而价值引导是以人性的养成、人格的塑造、人的价值开发等为目标，属于价值论教育的范畴。知识性和价值性相结合，要以价值引领为核心，价值引领知识；以知识教育为载体，用科学知识支持价值引领，从而实现同向同行发展。

马克思提出，未来的共产主义社会是"以每个人的全面而自由的发展为基本原则的社会形式"。马克思主义认为，实现人的全面发展是一个不断提高、不断完善的历史过程，马克思主义经典著作从五个方面科学阐释了作为个体的"人的全面发展"。一是人的能力或才能的全面发展，马克思把人的能力的全面发展看作人的全面发展的核心，主要指人的智力和体力的发展。二是人的个性充分展现，这是人的本质力量发展的集中体现，是个人的生理素质、心理素质和社会素质在不同社会领域的集中表现，是人的自主性、能动性、独特性、创造性的充分展示。三是人的社会关系充分发展，社会关系是人的现实本质，人的全面发展实际上就是人的一切社会关系的全面发展，主要指人的政治关系、经济关系和人际关系等充分发展。四是人的需要的全面发展，主要指人的物质需求和精神需求等。五是人的价值全面实现，这是人的全面发展的重要内容和标志。医学院校作为培育卫生与健康事业人才的基地，应积极探索医学生人文精神培育的有效途径，促进医学生自由全面发展。

三、显性与隐性相结合

显性教育，是指以医学院校为主体，通过有计划、有组织地对医学生开展医学人文教育的方式方法。隐性教育，是指医学院校通过较为隐蔽的、潜在的方式，将医学人文教育渗透到教学、科研、管理、环境等各方面工作中，与相关具体工作融合起来，让医学生在潜移默化中接受世界观、人生观和价值观。医学院校不仅需要根据人才培育计划安排足量人文教育课程，还要充分引导教师挖掘专业课程中蕴含的人文教育资源，通过课程育人、科研育人、实践育人、文化育人、网络育人、心理育人、管理育人、服务育人、资助育人、组织育人十大"育人"体系，有效结合和相互支撑实现医学生人文精神培育。隐性教育的过程，是一个潜移默化的情感渗透过程，医学人文精神只有以显性教育为基础，通过情感的中介作用，才能转化为内心精神力量。医学人文教育能否转化为内心精神力量，不仅在于显性教育过程中的扎实基础，更在于培育过程中的隐性教育的情感渗透程度；只有这样，才能避免医学生人文教育成为传统的说教，才能真正激发医学生的情感共鸣与精神认同，从而提升医学生的医者仁心，增强其对卫生与健康事业的责任感和使命感。

隐性教育在医学生人文精神培育过程中具有重要的意义，应坚持把握好以下三点：一是要将医学生人文精神的培育切实渗透到医学生人才培育体系中，与医学生的世界观、人生观和价值观教育融为一体，与医学生的思想道德教育和法治教育有机结合，提高医学生对社会主义核心价值观和马克思主义意识形态的认同度，实现医学生德育和人文素质教育的双赢，从而使医学生人文精神培育真正落到实处；二是要将医学生人文精神培育渗透到医学院校所有的教学内容和教学过程中，使医学生在潜移默化中接受和认可医学人文教育；三是要将医学生人文精神培育渗透到丰富多彩的校园文化活动和社会实践活动中，在校园文化活动和社会实践活动中展现医学生人文素养，感受医学人文精神的魅力，提高医学生对医学人文精神的共鸣与认同。

四、主导与主体相结合

医学生人文精神培育，要坚持教师的主导性和学生的主体性相结合。教师是医学生人文精神培育的主体，提高医学生人文教育效果，关键在教师。教师的主导性体现在教师对学生的认知规律和学情特点的研究，对教学内容、教学进度、教学方式等方面的设定把握。医学生的学习阶段正是人生的"拔节孕穗期"，需要精心引导和栽培，需要教师引导他们扣好人生的"第一粒扣子"，为他们的学习、生活和职业生涯奠定坚实基础。因此，要充分发挥医学院校教师的主导作用，强化对学生的政治引导，培育学生的大医情怀、工匠精神等，引导医学生自觉承担健康中国战略的时代使命。教师要优化课程设计、创新教学方式方法，在整个教育教学过程中把握主动。

医学生人文教育的目标是培育服务于社会主义卫生与健康事业的建设者和接班人，整个教育教学过程是一个认知双向流动的过程，既要发挥教师的主导作用，也要充分调动学生以主体身份参与教育教学过程。医学生是学习知识、掌握技能的主体，要充分发挥他们学习的积极性、主动性和创造性。改变以往以教材为中心、以教师为中心的教学模式，向以医学生为中心转变，关注医学生认知需求，以医学生关心的问题为导向，提升医学生的教学参与度，注重发挥医学生的主体性作用，引导医学生树立科学的医学学习观，增强医学生的责任感与担当意识。

五、统一与多样相结合

医学技术迅速发展的同时，医患矛盾也在不断升级。个别医生价值观缺失，卫生与健康事业的问题正日益受到全社会的关注。这些问题都与当今医学人文精神的普遍缺失有关，从长远来看，医学院校要强化正确的医学人文理念，将人文精神的培育提升至与医学专业性学科同等重要的地位。医学生人文精神培育的目标设置，要正确把握统一要求和多样发展之间的辩证关系。医学院校应在各专业人才培育目标中，落实教学目标、课程设置、教学管理、考核评价等方面的统一要求，制定科学合理的教育目标，不但要符合医学教育事业和卫生与健康事业发展的要求，还要着眼于医学专业的差别，医学生的个体独特性差异，实现统一要求与多样发展的和谐统一。

首先，形成全校重视人文精神培育的统一理念。理念是先导，要想达到医学人文精神培育的理想效果，医学院校必须正确认识医学人文精神的内容及其本质，正确区分医学人文精神与医学人文知识、医学人文技能、医学职业道德和医学人文行为的关系：医学人文知识是医学人文精神的基础，医学人文技能是医学人文精神的支撑，医学职业道德是医学人文精神的重要组成，医学人文行为是医学人文精神的实践，从而将医学生培育成富有爱心、敬畏生命、尊重健康的新时代医学实践者。

其次，创新医学人文精神培育的多样育人模式。在各个不同的医学院校，会有地域特色、群体特点，这就要求进行多样化培育模式。不同院系、不同专业不应墨守成规，要在全校统一教育教学理念下，积极探索适合本专业的医学生人文精神培育方式方法。不同年级的医学生、不同知识基础的文理科，都会有较大的差异性，不能"一刀切"、照本宣科、生搬硬套，要因势利导、因人而异，医学人文教育要区别设计教学内容与实践方式，寻找适合的切入点，根据不同学生的成长环境、教育背景、社会环境来理解其人文观念和行为；将全校医学生人才培育理念和专业医学生的个体自由全面发展统一起来，引领医学生的医学人文精神塑造。

六、灌输与启发相结合

医学生人文精神培育主要涉及价值观、人文精神、尊重敬畏、和谐共生等诸多内容，具有抽象性的特点。传统教育模式偏重灌输，强调课堂上教师的讲授。灌输性主要强调的是对受教育者的知识和价值供给，虽然方法单一存在问题，但是在医学生人文教育教学中存在一定的合理性，也发挥一定的作用。具体来说，一是要向医学生灌输先进政治思想和科学真理。通过思政课程向学生宣传党的路线、方针、政策，宣讲习近平新时代中国特色社会主义思想，根据时势变化及时做好社会热点、难点问题解析，并引导医学生善于坚持和运用马克思主义科学世界观和方法论，提升其认识问题和解决问题的能力。二是帮助医学生确立正确积极的认知观，尤其是在敏感问题、原则问题上保持高度的警觉性，对学生中的错误观点、立场和方法及时给予指正，帮助医学生确立积极、健康的人生态度。三是提高医学生认识世界和改造世界的能力。随着多元化社会的发展，医学生的思想活动也和广大青年一样，体现着独立性、多变性和差异性等特点，医学人文教育必须注重对医学生健康人格和个性的塑造，引导医学生树立远大理想、养成良好品行、培养高尚情操，形成创新思维、提高创业素养。

面对信息化时代的快速发展以及学生的身心变化，医学人文教育不能单靠理论灌输，需要根据时代发展变化不断创新教育教学方式方法，打造以学生为主体和教师为主导的教育教学改革，实行以启发式为主的混合式教学方法，将灌输和启发有机结合起来，发挥传统课堂这一有效方式，引导学生发现问题、分析问题、反思问题，在不断启发中让学生水到渠成地得出结论，并养成独立思考和研究的习惯。作为医学院校教育工作者，为了将启发性原则更好地贯彻到医学生人文精神培育中，要把握好三个关键：一是把握好医学生人文教育的基本目标。不仅要全面把握建设中国特色社会主义对当代大学生的基本要求，还要全面把握新医科背景下对当代医学生的具体要求，这是医学院校教育工作者加强医学生人文精神培育的科学依据和行动指南。二是把握好医学生思想品德与人文素养的基本状况。医学院校教育工作者，尤其是思想政治教育和人文教育工作者，要深入接触了解当代医学生，主动倾听医学生的心声，了解他们的内心诉求，切实从学习和生活中遇到的实际困难入手，帮助医学生解决实际问题，从而促进双方了解、拉近彼此的距离，产生共鸣。三是把握好启发教育过程中的顺理衔接。当代医学生都有其自身的判断、选择能力，教育实质上是医学生自我思考、自我选择和自我教育的过程。作为医学院校教育工作者，要能够牢牢把握医学生的心理趋向，引导他们正确审视自己、反思自己，主动寻求解决问题的办法。在此基础上，运用科学的理论和教师的人格魅力对学生面临的问题进行针对性的分析，引导他们的思想走上正确的方向，增强医学生对医学人文精神的认同，保持对社会主义先进文化的高度自信。

第三节 新时代医学生人文精神的培育思路

习近平总书记在给北京大学首钢医院实习的西藏大学医学院学生回信中，充分肯定他们献身西藏医疗卫生事业的志向，勉励他们练就过硬本领，以仁心仁术造福基层群众。总书记的回信，为办好新时代医学高等教育和培育高素质医学人才指明了方向。结合新型冠状病毒肺炎疫情防控的经验总结，医学院校加快培育新时代医学生人文精神共同体应当主要从宏观层面制定和完善健康人文教育行动轨迹，从中观层面构建健康人文教育工作体系，从微观层面搭建健康人文教育实践平台。

（一）强化顶层设计，制定健康人文教育行动规划

首先，医学生人文素质教育是实施健康中国战略的内在要求。根据当前新医科建设的现状和需求，医学院校必须加强健康人文教育的顶层设计，将医学科学理论与人文素质教育内容有效融入医学生教育教学过程中，不断完善健康人文教育规划，大力营造人文精神培育的良好氛围，不断拓展医学生的社会实践路径。

其次，在发展规划层面，医学院校通过教育培育、科学研究、社会服务等途径，加强培育医学生健康人文精神，充分发挥校园文化在培育医学生健康人文精神中的熏陶作用，积极探索思

想政治教育和医学专业教育的有效结合，实现全员共同参与，努力形成全过程、全方位的医学生人文教育培育模式。

最后，医学院校结合地域、专业等实际，着力打造医学生健康人文教育特色举措，培育具有"仁心仁术"的卫生与健康事业人才。通过开展理论研究、课程体系构建、课堂内外教育的组织与实施，培育医学生对医者仁心的感受和认知，将人文精神融入医学技术发展中。加快新时代医学教育"单向度"工具世界的理念向"人文"生活世界的理念转变，构建预防、诊疗、康养一体化生命全周期、健康全过程的人才教育培育体系。

（二）强调人文育人，构建完整健康人文教育工作体系

首先，树立医学与人文并重理念，构建结构合理的健康人文课程体系。医学院校现今仍然存在重专业轻人文的情况，影响了医学生整体素质。构建合理的健康人文课程体系，可通过分类指导，将必修课和选修课进行划分，使学生在完成人文学科必修课程的同时，能够根据自己的兴趣和需要进行选择。医学院校应提高人文教育课程总学时的比例，除了思想政治理论课，医学院校应加强医学伦理、医学哲学、医学美学、医学纠纷防治及人文学科交叉课程的设置。同时，搭建人文讲堂，邀请名师、大家开设健康人文论坛，通过大师的言传身教感化学生。这些名师经验丰富、信息量大、覆盖面广，能够给医学生带来丰盛的人文知识大餐，提高医学生的综合能力。

其次，深入探索课程思政的内涵，探寻思政教育融入医学专业课程的实施路径。在医学专业课程的教学过程中，医学专业教师应积极融入人文隐性教育，在适当的时间以适当的形式在课堂上谈论医学人文经典案例或内容，以提升专业课教学的人文力量。同时，将人文教育质量指标引入医学院校基础医学与临床医学课程教师教学质量评价体系，使医学生在接受专业教师传授专业知识的同时，关注个体对人文知识的理解和运用，提高对人文技能的兴趣，培育德才兼备的品质。

再次，建立人文评议制度，打造人文教育的长效机制。医学人文素质教育评价体系保障了医学人文素质教育的质量。医学院校提高人文教育的比重，要从工作评价指标体系中构建。逐步建立起对学生、教师以及医疗服务机构的各项人文评议制度。通过构建人文教育评价体系，建立量化评价指标，建立医学生人文综合素质测评制度、教师教学人文评议制度、医德医风考评制度、教师学术道德评价制度等，形成健康人文教育的长效机制。

最后，医学院校要积极营造充满医学人文气息的校园文化氛围。着力打造"事事以人为本、时时以人为本"的良好校园氛围，既要加强校园环境设施建设，又要营造校园文化氛围，充分发挥校园人文环境的整体育人功能。例如，在教室、宿舍和各种学生活动场所悬挂著名的医学名言，建立校友成就墙和誓言墙，建立校史馆、医学史馆、人体与疾病馆和生命科学馆，根据专业特色命名道路，如"弘医路""杏林路"等，让医学生在校园文化建设中得到人文熏陶。

（三）加强文化传承，搭建健康人文教育实践平台

首先，加强医学院校人事制度改革，培育具有人文精神的高水平师资队伍。一是以思想政治理论课和公共课为基础，大力完善医学院校的人文社会科学教师队伍建设，逐步建立一个致力于医学人文教育教学和科研工作的团队。二是加强医学院校教师人文教育意识和能力，促进医学人文教育教研相长，形成全员参与和全学科协同的良好教育模式。三是在健康人文教育工作体系建设中，遵循批判继承原则，学习借鉴国际先进的人文教育教学理念、教学内容和教学方法，对有助于培育医学生健康人文精神的文化资源进行创造性的转化，使其与健康中国战略相互融通。

其次，加强健康人文教育课题研究，搭建健康人文科研平台及奖励机制。医学院校要积极搭建健康人文科研平台，鼓励医学教育工作者加强医学生健康人文教育的研究，深入思考新时代医

学教育的发展趋势，反映医学知识与人文知识的互动，从理论与实践上探索规律，积极尝试科学实践方法，通过对健康人文课程授课方式及考核方式的研究，促进医学生健康人文教育理念的提升，全力培育医学生健康人文精神，进而提高我国医学教育中人文教育的地位。

最后，加强医学生健康人文实践活动，提高医学生职业适应能力。列宁曾说："生活、实践的观点，应该是认识论的首要的和基本的观点。"医学生健康人文教育是一种意识形态建设，必然与实践紧密相连。因此，要积极开展医学生健康人文精神的校园文化活动和实践活动，引导医学生积极参加关爱他人、服务社会的实践活动，尤其是引导医学生参加医疗卫生志愿服务活动；通过实践活动加强医学生对生命、健康的思考，实现对患者生命关怀的回归，从而培育职业适应能力，培育交往技能，不断提高自身的思想道德品质，实现人文精神的内在构建。

医学院校应符合时代的要求，积极培育具有仁爱之心和精湛医术的医学生，坚持贯彻落实党的立德树人教育方针，着力提升医学生人文素养，促进医学生全面健康成长成才。医学院校应以社会主义核心价值观为引领，培育新时代医学生人文精神，将个人价值的实现与民族的伟大复兴结合起来。医学院校要同时努力推进"医学人文"和"医疗技术"发展，将医学生人文精神的培育融入人才培育目标中，营造积极的健康人文教育环境，不断探索有效的培育模式，引导医学生的学习、生活和工作。医学生人文精神的培育是一个综合的、系统的教育过程，是医学院校"三全育人"的重要体现。通过校园文化活动，拓展医学生的视野、锻炼医学生的职业能力，可为医学生树立正确的价值观提供重要的保障，有助于将其培育成真正与新时代健康中国战略发展相契合的合格健康医疗从业人员。

第四节　新时代医学生人文精神的培育模式

医学生人文精神的培育是一项整体性、系统性的工程，要遵循"三全育人"教育体系的原则，构建横向同行、纵向递进的培育模式。

一是建立横向同行的医学生人文精神培育模式

横向同行的医学生人文精神培育模式，包含目标、内容、方法、管理与评价五个内容。它们构成了一个基本循环，形成了首尾相连、环环相扣的横向同行运行模式。医学生人文精神培育模式的横向同行模型，进一步明确并调整了目标内容，整合了与育人目标紧密相关的内容，组合优化了方法体系。首尾相连、环环相扣的横向同行系统，依托评价体系及时调整内容，并努力形成医学院校全员、全过程、全方位的育人模式。

二是建立纵向递进的医学生人文精神培育模式

纵向递进的医学生人文精神培育模式，是在医学生人文精神培育体系横向同行的基础上，依据医学生成长规律及年级分布的差异性，将各年段的育人目标、育人内容、育人方法、育人管理和育人评价等子模式，按照医学生年级不同，逐级建立纵向衔接、逐级递进的运行体系。在医学生人文精神培育模式纵向递进的过程中，育人目标、育人内容、育人方法、育人管理与育人评价横向循环。人文精神在不同年级医学生身上体现着各年级的差异性，而人文精神培育的过程是系统性的，因此，根据目标、内容、方法、管理与评价，从纵向形成一个个循环递进体系加以实施。在这个模式中，纵向递进具有一定的严谨性和灵活性，从低年级的基础目标开始，经过连续的培育过程循环进入下一阶段目标，但是如果在前一阶段评价结果不理想的情况下，仍然可以通过后续的跟进培育，进一步提升医学生人文素养，这种纵向递进的育人运行机制充分体现了医学生人文精神培育体系的自我修复与动态管理功能。

医学生人文精神培育是一种有目的、有计划、循序渐进的教育活动，需要协调学生、学校与用人单位在模式构建中的角色作用。长久以来，医学院校重专业轻人文现象较为普遍，使得医学生人文精神培育面临被边缘化境地，形成了一个自我封闭的系统，与构建系统的医学生人文精神培育体系极不相容。在我国现行医学生人文精神培育模式下，存在学生、学校、用人单位育人目标错位问题。例如医学院校自我封闭，学生对人文精神培育缺乏认知与主动，医学生实习期间育人思想中断，用人单位只注重工作实效而忽视人文教育培育，致使医学生人文精神培育合力不足。因此，医学院校应该统筹规划学生、学校、用人单位的医学生人文精神培育目标，搭建纵向递进的医学生人文精神培育模式。

三是建立学生、学校与单位协调发展的目标模式

当前，医学人文精神培育目标往往带有一定的主观性和随意性，时常还会存在错误认识，对医学院校医学生人文精神培育的重要性认识不足。医学生人文精神培育要真正实现既定目标，发挥实效，需要通过学生组织、校院企合作、现代学徒等各种纽带链接，走进学校、走进用人单位，充分调研并共同制定医学生人文精神培育目标序列，提升相关人员与组织对医学生人文精神培育目标的认知程度，在各自的责任与权限范围内，与学校协同设立相应的医学生人文精神培育目标，为学生、学校与单位在医学生人文精神培育目标趋同一致上奠定扎实基础。

医学院校作为医学生人文精神培育的主体，主要侧重思想教育、政治教育、道德教育、心理教育、能力培育等，具有完整性和系统性特点，并能够指导和影响学生、实习单位及用人单位的人文精神培育目标。医学生个体人文精神培育的目标是自身对综合素质提升的追求，主要侧重身心健康、沟通协调、养成教育

等，具有个体性。用人单位医学生人文精神培育的目标是学校育人目标的延伸，是学生个体教育目标的延续，主要侧重职业道德教育、法纪教育等，具有综合性和职业性。学生、学校和单位在医学生人文精神培育目标上虽各有侧重，但有着共同的方向，就是促进医学生的全面发展，培育健康中国需要、人民群众满意的高素质卫生与健康事业接班人。因此，不断整合优化医学生人文精神培育目标体系，求同存异，相互协调，不断完善以医学院校教育为主体、医学生个体教育为基础、用人单位教育为延续的医学生人文精神培育目标体系十分必要。

第五节　新时代医学生人文精神培育的
工作格局

医学生人文精神的培育及其运行机制是一项系统工程，随着当代医学模式的转变，结合新时代医学教育教学新变化，创新医学生人文精神培育的方式，将人文精神培育融入医学专业教育，已经成为当前医学教育教学改革的重要任务。只有不断完善和使用有效的培育方式，才能通过医学人文精神的培育，提升医学生整体素养，为推进实施健康中国战略输送优秀的医务人才。根据整体构建医学院校"三全育人"体系的培育理念，我们对当代医学生人文精神培育构建了"内外联动、上下互补"的培育新模式。"内外联动、上下互补"是根据寻求医学院校"三全育人"合力，提高应用"三全育人"途径的有效性，将理论与实践、教师主导与学生主体、思政与课程、人文与专业贯通融合而形成的一种新的医学生人文精神培育工作格局。

一、校内与校外联动育人

作为承担医学生人文精神培育的两个重要环境因素，校内教育和校外教育相辅相成、缺一不可。医学院校要充分整合校内校外资源，实现优势互补，将校内教育与校外教育进行联动，这样才能有效地培育医学生人文精神。

首先，校内教育与校外教育的关系。校内教育，是在医学院校环境下，由专门的教职员工有计划、有系统地根据人才培育目标开展的教育教学活动。校外教育，是指在学校环境以外，学生通过社会文化教育机构和丰富多彩的社会实践活动所接受的教育活动。校内教育是医学生人文精神培育的主阵地，学生通过一定的课程标准和教材体系完成学校所规定的学习任务，具有严密性、统一性、稳定性等特点，在提升医学生人文素养方面起着重要作用。但是，随着教育教学环境的不断变化，校内教育也暴露出一定的局限性：一是专业知识的局限性，医学院校教师的专业知识与实际医疗水平发展的差距明显；二是教育环境的局限性，即教室与临床间的差别；三是接触对象的局限性，医学生将来的职业对象是具体的患者；四是教育资源的局限性，学校教育投入的人力物力与实际医院间的差距。校内教育和校外教育尽管存在差异，但两者在总的教育目标上是有一致性的，即都是通过一定的教育形式实现医学生的成长发展。

其次，校内教育与校外教育有效整合的意义。学校教育是医学生职业生涯所受教育最重要的部分，由于医学院校校内教育的局限性，必然要求校外教育的补充和完善。医学生成长过程中所需要的思想道德教育和人文素养，不仅需要通过学校的显性教育来获取，更需要通过一定的社会实践和临床实习来获取，通过实际的社会生活与职业技能锻炼，学生在校内教育中所学习到的知识才能内化为实践能力。因此，为了使校内教育和校外教育的功能得到有效发挥，须充分把握好校内教育与校外教育的关系，实现二者的有机结合，如此才能有助于医学生的全面发展。

最后，校内教育与校外教育有效衔接的措施。医学生人文精神培育是一项系统工程，需要将校内教育与校外教育有效衔接，形成整体化的育人环境。一是校内教育与校外教育的主体理念要一致，达成育人共识。校内教育和校外教育的育人目标相同，都是为国家卫生与健康事业培育接班人，在医学生人才培育中极容易达成共识。医学生校内教育与校外教育在教育主体、内容、方式、方法上虽有不同，但各有侧重点。校内教育发挥主渠道作用，科学制订人才培育规划，设计校内教学与校外教育课程体系，实现二者的有效衔接。因此，校内教育者要主动走进医院、社区等，直接深入地调研新医改在医学院校教育中的融入途径和实施内容，了解医疗卫生发展新变化，吸收医疗体制改革的营养成分，补充校内教育的不足，结合校内教育与校外教育的不同理念，最终达成校内教育与校外教育有机结合。二是发挥各自优势，实现协同发展。医学人才的培育离不开学校教育与实习医院、企业的协同育人，只有充分发挥各自优势，深化教育改革，才能为医学生的成长提供更好的服务平台。发挥校院、校企的培训优势，有助于提升育人效果。校内教育，更多的是从理论层面，通过教师的系统讲授提高医学生的人文知识，校外教育汇聚了医院、企业等大量的教育资源，通过不同的经验丰富的带教老师的培训、指导，医学生独立工作的能力将有所提升。三是拓展外延，创新培育路径。随着社会文明的不断发展、教育改革的不断深化，社会对医学生人文素养的要求越来越高，对教育的社会化、系统化、整体化的要求日益迫切。因此，医学院校在校院、校企合作育人基础上，需要进一步拓展社会教育外延，利用社会育人大环境，创设丰富的社会实践活动品牌。例如，大力开展医学生志愿服务活动，引导医学生利用自身的知识与技能，为社区、学校、弱势群体等主动提供帮助，以提高自身的职业素养、团队意识等。

二、课内与课外联动育人

医学人文教育，更多体现的是医学生在生活与工作中的人文素养，突出体现的是实践性，教育教学中必须注重理论学习与实践能力的共同提高。在医学院校科学的人才培育理念指导下，既注重课内教育主渠道作用的发挥，又积极开展课外创新实践教育工作，可促进医学生人文精神的培育和人文社会实践能力的提高。

首先，不断深化教学改革，发挥课内教育的主渠道作用。医学生的人文精神培育离不开课内教育的主渠道作用，课内教育应结合医学生人才培育计划，制定不同年级、不同专业的课程标准，明确人文教育课程的比例，并注重在教学上突出启发式教学理念，引导医学生发散思维，锻炼创新思维意识。一是分类型教学，培育多方面人文素养。医学人文精神的目的是帮助医学生进一步加深对所学专业知识的理解，通过理论学习掌握基本的职业必要素养，着重培育医学生敬畏生命与服务奉献的意识。重新整合医学哲学、心理学、道德、法治、传统文化等相关教育内容，以开阔医学生的视野，为医学人文的培育搭建平台。二是启发式教学，锻炼创新思维。在人文教育教学中根据内容的具体情况，要善于提出问题，启发医学生独立思考，反思现状，寻找答案，并通过鼓励学生间的质疑争辩，指导医学生掌握发现问题、分析问题和解决问题的科学思维方法，真正激发医学生参与探索社会问题的积极性和主动性，促使新时代医学生的认知功能和情感功能都得到充分发挥，以提高其创新思维与能力。根据任职岗位的需要，医学生多从事卫生与健康工作，因此，锻炼人文精神的仁爱意识就显得尤为重要。通过对医务工作中出现的问题，根据已有的知识进行分析，判断出现问题的根本原因，确定解决的方法，以及今后如何避免再出现类似问题，把理论与实际紧密结合，可以培养医学生换位思考、把握医务工作中主客体关系的意识。三是加强教学管理。以第一课堂为载体，加强课堂教学管理，向管理要效果，注重医学生专业思想教育，培育医学专业技能，注重课堂过程管理和质量提升，提升医学生学习主动性，发挥班主任、辅导员日常管理作用，保持与专业教师交流，及时反馈课堂情况，做好师生衔接工作，学院根据反馈及时调整和改进课堂教学。

其次，积极开展课外实践，不断拓展第二课堂内容与形式。广泛开展课外人文实践教育活动，贯彻素质教育规律与理念，努力发挥医学生的主体性，落实以人为本的教育理念，引导学生参与社会实践，带着问题进行研究性学习。一是培训基本技能。医学人文实践内容丰富，形式多样，为了在有限的时间内尽可能多地提升学生，在每次实践开展前，要加强实践活动基本技能培训，加深对实践活动的认识。二是开展系列竞赛。以赛促教的过程，能够在短时间内培育医学生的创新能力、协作精神和动手能力，提高医学生针对自身实际欠缺内容进行学习的综合能力，吸引、鼓励更多学生参与各种类型的能够提升人文素养的竞赛。例如，专业技能竞赛，培育医学生的专业技能与专业人文素养；文体活动竞赛，丰富医学生的课余文化生活，满足医学生的精神文化要求，提高医学生的身心素质；创新创业竞赛，训练医学生的创新思维，推动医学生养成创业者素质。这些竞赛内容能够开阔医学生的视野，强化医学人文理念，培育医学生的创新精神和创业素质。三是开展公益志愿服务活动。作为医学生，不能只强调医术，还要关注人文。医学生参加公益志愿服务活动是关心他人、服务社会的一种典型形式，鼓励更多的医学生参与公益志愿服务活动，有助于医学生将学习和服务相结合，重视提高自身的个人综合能力。

最后，医学院校人文教育普遍存在重视课内教学，忽视课外实践的现状，医学生人文精神的培育是一个重要且漫长的过程，课内教育与课外教育互相联系、相互补充，必须将课堂教学向课外延伸，并有机结合起来，只有这样才能找到提高医学生人文精神实效的源泉。

三、线上与线下互补育人

随着信息技术的迅猛发展，各个行业都趋向信息化，线上教育在世界范围内得到了前所未有的发展，逐渐成为整个高等教育体系的重要组成部分。这就决定了线上教育和线下教育在医学生人才培育中应该共存互补，这样才能更好地培育新时期医学生人文精神。也就是说，一方面，医学院校既要牢牢把握线下教育的主动权，不断弘扬和完善这一教育主旋律；另一方面，作为培育当今医学生的高等学府，也要加强线上教育，掌握网络背景下高校教育的话语权，确保医学教育的向心力与凝聚力，拓展医学院校培育医学生人文精神的阵地。

线下教育，主要指教师与学生面对面进行的传统教学方式，通过营造有序和谐的教学氛围，综合协调受教育者的情感，重点在于系统知识理论与技能的传授。经过几千年的厚重沉淀，传统教学模式有很多不可替代的优势，积累了丰富的课堂育人经验，有其特有的优势：一是有利于增进师生间情感交流。医学生人文教育就是在协调人与人关系的实践过程中实现的，教师在进行讲授时，通过肢体、语言和面部表情等与学生进行面对面的交流，学生与学生之间通过课堂共同学习，体验集体学习与生活，这种人与人之间的情感交流对于医学人文精神的形成和培育都起着积极作用。二是有利于建设人文素质教育体系。线下教育教学体系完善，拥有完整的教育管理机构和完备的教育管理制度，教育管理严格规范，教学环境氛围好，教师及时对课堂情况进行把握，更加注重培育学生分析问题和解决问题的能力，学生学习效率较高，能够有效地管理和评价医学生人文行为。三是有利于构建医学生健康的职业人格。医学院校的线下教育，不仅要培育医学生发展所需的专业知识和技能，更要关注医学生的德智体美劳全面发展。加强对医学生的世界观、人生观和价值观的教育，从中华优秀传统文化、革命文化和社会主义先进文化中探寻医学生人文精神，培育医学生适应医疗卫生工作的职业人格，是传统线下教育一直重视和强调的。然而，线下教育，特别是以灌输为主要的传统教育模式也具有自身的弊端：容易局限于课堂与实验室，教师往往通过单方面的灌输进行知识传授，从而忽视医学生个体的差异性与多样性等。

　　线上教育，就是在互联网环境下，运用多媒体网络资源进行的教育教学活动，涵盖了教育者、受教育者、教学技术平台、教学资源库和学习服务系统。随着信息技术在教育领域的迅猛发展，线上教育不再是简单意义上的网络延伸，而是依托信息网络技术开展的有针对性的超时空教育活动，它不再受时间、空间、环境等限制，彰显出独特的优势：一是拓展了时间与空间。传统医学教育模式应用在教室或实验室等场所，线上教育则延伸了受教育者的时间与空间，拓展了医学生获取知识的方式，提高了自主学习的效果。二是建立了全新的师生关系。互联网教育背景下师生关系的平等性凸显，作为两个平等的主体，教育者与受教育者能够进行实时互动，利用网络平台和社交媒体进行交流，更利于学生接受教师，师生关系也会变得更加融洽。三是树立了创新学习的理念。传统医学教育的说教与灌输的缺点，在线上教育中能够克服，引导学生主动寻求知识学习，并能够及时更新知识内容，有利于医学生发散性思维与创新性思维的提升。然而，线上教育虽然为医学教育教学带来了变革，符合当代学生的特点，但也具有自身的弊端：教育内容呈现碎片化，缺少互动性和真实性；影响医学生的群体意识，集体观念渐趋淡薄；等等。

　　在对医学生进行人文精神培育的过程中，无论是线上教育还是线下教育都普遍存在优势与不足，不能简单地互相取代，而应当彼此共存，取长补短。一方面，要根据时代和科技的发展，注重医学生人文素养的线上教育，依托信息网络技术进行跨时空医学人文教育活动，将依托于互联网的新媒体平台打造成集知识性、人文性、趣味性于一体的人文教育载体；另一方面，不断加强当代医学生人文精神培育的线下教育，整合各类教师群体，积极发挥教师的主导作用和学生的主体作用，筑牢传统线下课堂在培育医学生人文素养教育中的主阵地作用。总之，医学院校必须将线上教育的及时性与线下教育的人本性有机结合，这样才能更加有效地培育当代医学生的人文精神。

第四章　新时代医学生人文精神培育机制

　　医学生人文精神的培育途径，是指通过一系列有目的的训练，使受教育者由内而外地关注人的价值、人的生命质量、人的使命与尊严、人类未来的健康发展；通过人文知识的教育与传播，让医学生内心深入自觉地形成对生命、健康以及死亡、疾病和关怀的科学观念，从技术层面进入精神层面延伸出对生命的敬畏与尊重，关爱生命、关心患者、关怀社会。

　　"按照文化本体论的观点，人文素质教育与校园文化的关系不是简单的决定与被决定的关系，而是互相部分包含，互相作用，并互为目的与手段的交融关系。"在高等医学院校的特定环境中，大学文化的传承使得人文精神以特定的方式得以发展，并从全新的角度阐述了医学人文的定义，为医学生的人文素质教育培育在教育观念、教育内容、教育原则、教育方式与手段等方面带来变革，促进医学人文精神培育的新发展。

第一节　提升温度构建"师生共同体"教学机制

　　习近平总书记指出，新形势下，高校面对"四大挑战"的严峻形势，要实现"四个服务"的重大使命，为此，必须确立教师和学生的双主体地位。在对医学生进行人文精神培育的过程中，做到有温度地关怀学生，从双主体地位思考人文精神的教学模式，就是要将学生主体化与教师主体化同化，有互动、有针对、有实效、有温暖。

何谓"师生共同体"？德国哲学家卡尔·雅斯贝尔斯曾说："大学是一个由学者与学生组成的、致力于寻求真理之事业的共同体。"也就是说，教与学的本质属性就是教师价值引领和学生自主建构的辩证统一。师生共同体，是从21世纪以来基础教育课程改革（简称"新课程改革"）中"师生学习共同体"概念衍生而出，它与师生课堂共同体、师生学术共同体和师生话语共同体，共同组成师生共同体的内涵。医学生人文精神培育就是要实现"师生成长共同体""师生命运共同体""师生学习共同体"三体化的统一。医学生人文精神师生共同体应该通过人文教师价值引领和学生自主建构的教与学的过程，实现教师和学生在理想信念、道德品质等核心价值观念上的高度一致，从而在师生互动成长共同体的基础上构建师生价值共同体，构建人文课堂新生态。它具有同一性、平等性、科学性、发展性等特点，其中平等性是基础，科学性是关键，发展性是要求，而同一性是目标，也是根本特点。所谓同一性，就是师生通过教学活动，"把思想引导和价值观塑造融入人文教育之中"，通过人文价值引领，最终在价值观上达到一致，实现统一。所谓平等性，就是师生在共同价值观的形成过程中平等参与、共同成长。教师要积极组织学生广泛参与课堂讨论和社会实践，新形势下的医学人文课程不仅需要到课率、抬头率，更需要参与度、接受度。所谓科学性，就是教师要用科学的方法传授科学的理论，探索教学规律，把握学生真实情况，以有效开展教学。所谓发展性，就是师生共同体的成员应做到与时俱进，以不断顺应时代的发展变化。

首先，教师必须把教学视为第一任务，把教师作为第一身份

教师有理想信念、道德情操、扎实学识、仁爱之心，要塑造学生的品格、品行、品位，传播知识、传播思想、传播真理，塑

造灵魂、塑造生命、塑造人，运用人文精神感染学生、引导学生，成为学生做人的镜子。

其次，教师要更新教学理念，优化教学模式，创新教学方法

教师必须具有先进的教学理念。教师不仅需要研究高等教育学和大学人文教育的基本原则，并自觉运用于教学，更要加强社会实践，把潜心问道和关注社会统一起来。教师不仅要理解和把握人文教育规律的深刻变化，更要真正了解改革开放和现代化建设的生动实践。

教师必须优化教学模式，研究和总结新的教学成果，努力实现由讲授者向引导者的转变，将教学重点由如何教向如何学转变，研究混合式教学模式的"五化"：化耳为口、化目为手、化知为行、化外为内、化内为外。

教师必须创新教学方法，体现师生平等，打造平等课堂，改变单纯的灌输式教学，探索符合教育教学规律和大学生特点的教学方法，探索启发式、参与式、互动式、案例式、研究式教学，把大水漫灌与精准滴灌结合起来，注重价值引领，融洽师生心灵，从而形成著名教育家梅贻琦先生曾用的"从游式"的师生关系。

教师必须丰富教学手段，适应新形势下学生学习方式的新变化，将多媒体、自媒体运用于课堂教学，深入学生、贴近学生，在相伴"从游"、互动激荡中，与学生结成师生学习共同体。这样的教学才会有亲和力，才能构建起师生价值共同体。

最后，教师必须构筑平等合作的新型师生关系

与其他课程一样，师生关系是最基本、最核心的教育关系，师生之间是共同需要、平等互信、优势互补、教学相长的合作伙伴，不仅包括第一课堂的主渠道，也包括课外关系。新型师生关系必然是和谐的师生关系，师生价值观一致是最深层次的和谐，必能有助于师生同进步、共成长。大学生朝气蓬勃、好学上进、视野宽广、开放自信，如果想要学生静心学习、亲其师、信其

道、敬而受教、升华气质，成为德才兼备、全面发展的人才，必须建立师生价值共同体。

总之，以学生休戚为忧喜换取"情感认同"，以学生问道为职责赢得"政治认同"，以立德树人为使命升华"价值认同"，以平等对话实现师生身份平等，以自身人文素质引领师生共同自信，以自身发展促进师生共同进步，以合作互动促进师生发展共赢，有助于推进师生共同体的构建。

经过如此努力，才能真正体现教师和学生双主体地位，才能从教师和学生双主体升华为师生共同体，真正实现人文教育的素质目标。体现教师和学生双主体地位，必须构建师生价值共同体，构建课堂新生态。

第二节　延伸广度建立"知识共同体"育人机制

《本科医学教育标准——临床医学专业（试行）》中设立的与人文有关的知识目标，包括掌握能用于指导未来的学习和医学实践的行为科学与社会科学等基础知识和科学方法；技能目标包括临床思维和表达，能够与患者及其家属、医疗同行进行有效交流，信息获取及处理，自主学习和终身学习等能力。

从相关规定和要求中可以看到，医学生人文教育"知识共同体"应包含人文基础知识、人文价值与观念、行为三个层面，构成医学生个体发展和社会发展的人文教育新体系。

人文概念的广泛适用性，使得人类社会各个领域都能成为人文教育的内容，知识内容的选择是与人文教育目标一致的，一般意义上的基础性人文教学内容主要是指以文史哲艺术等人文学科为基本内容，包括人类在自然科学与社会科学领域所沉淀的认识自然、认识社会与认识自我的思想精华，人们可以从中受到智慧的启迪与心灵的撞击。主要包括如下方面。

一是人文基础知识的建设

文学知识。优秀的文学作品充满着真善美的激情、美好的人性光辉，针对医学而言，有许多充满人文精神情结的作品，如周国平的《妞妞》、毕淑敏的《红处方》等。在医学人文精神教育过程中，通过欣赏阅读优秀文学作品，引导医学生阅读文学经典，可以培育医学生阅读习惯，丰富医学生的文学知识。

历史知识，包括中国史和世界史、社会发展史、医药科技文化史等内容。对本学科、本专业著名医学家的高尚的人文素养的分析，有助于对医学生进行人文素质教育。

哲学知识。哲学具有最高的概括性和普适性，为一切知识活动提供逻辑基础和理论观点、框架，哲学修养对于医学生树立正确的世界观、人生观，提高人文素质具有重要作用。

艺术知识。艺术知识是人文素质教育的重要内容，但医学院校往往偏重于科学思维的培育，对艺术教育的重视不够，以至于医学生容易形成惯性思维，缺乏创造性。艺术是审美的劳动，是人的精神生活方式，它以生动、感性的形式表达创作者的审美理念，体现人的灵性、尊严和品格，并通过美的感召力启发人的情感，以美启真，以美导善，达到完善和谐的精神境界。其本质是关注人本身及其价值。医学教育中的艺术教育主要是通过对音乐、美术、空间等知识和艺术技能的学习，开发医学生的艺术思维，使之与科学思维相互渗透、和谐共振，以此培育医学生的观察能力、动手能力、控制能力以及身体各器官的协调能力；通过艺术知识与经验积累，使医学生掌握艺术诊断、艺术治疗、艺术康复等技能，开发医学生的心灵世界，将医学生人文精神提升到最高的精神层面。

二是人文精神的建设

人文精神的建设主要是指针对世界不同民族的文化特产、思维方式及其背景进行学习，正确认识文化与人类、文化与社会、文化与经济之间的关系，把握人类文化的时代特点和发展规律。中华民族优良的文化传统具有丰富而悠久的文化遗产，学习其内涵、价值及现代意义，有助于医学生形成良好的文化修养；人本精神、民主精神、自由精神、平等精神、法治精神、德行精神、科学精神等当代人文精神，在医学实践中具有重大指导意义和内省功能。

三是基本公民意识教育的建设

医学院校基本公民意识的建设包括社会主义公民意识教学内容和适应国际化背景下的世界公民教学内容。社会主义公民意识重点培育公民的国家意识，强化公民对国家和民族的认同；培育公民权利与义务相统一的权责意识，增强公民参与国家和社会民主生活的主体地位观念；培育公民的法律意识，树立法律面前人人平等和依法办事的公正法治观念，培育公民合乎现代社会发展水平的公德意识、文明礼貌习惯和现代环保意识。世界公民意识教学包括跨文化民族意识和爱国精神，对自己的民族有认同感和归属意识；培育全球视野、国际眼光和世界一体的观念，有竞争精神和谋求世界发展的意识；培育维护权利、履行义务的意识，积极参与公共生活；培育民主与法制意识，有民主的信念，按民主程序办事；培育生态意识与人道精神、竞争意识与合作精神。

四是人文学科在医学科学领域特定的教学内容的建设

医学人文学科一般指的是医学学科与人文学科相结合的学科群，学科内容包括医学伦理学、医学史、医学哲学、医学社会学、医学法学、医学美学等。医学人文学科关注的问题，涉及医学活动主体的伦理、价值等领域，也涉及医学与经济、政治、文化等诸多方面的关系。随着高新科技进入医学领域，无论是 DNA 重组、基因疗法，还是试管婴儿、克隆技术等医学科技成果，都带来一系列涉及伦理、道德、心理、经济、法律的问题，相应教学内容也随之发生变化。医学伦理学在传统医患关系、医际关系、医务人员与社会关系、医务人员与医学科学发展关系基础上，重点关注医学职业道德的发生发展规律、本质特点及社会作用，医德的基本规范和基本实践行为，尤其是在现今多元文化因素、新科学技术影响下新的医学伦理问题的认识和解决方案，比如高新技术应用中的伦理冲突、老年化之临终关怀中的伦理冲突、转化医学时代科研创新中的伦理冲突、构建和谐医患关系中的伦理冲突等，使医学生树立伦理道德意识，走向伦理规范化。

医学法学的教学应尊重卫生法律规范及其发展规律，重点关注医疗实践及法律实践的应用，包括医疗卫生的各个行业，如卫生法理、医院管理、血液管理、食品卫生、母婴保健等方面。教学侧重医学法律常识、法律观念，目的是培育医学生毕业后依法从业的职业意识和职业行为习惯，为发展卫生事业和维护公民健康权利奠定基础。在实际教学中，要根据医学生的专业特点，重点针对临床医学相关重要性、不同时期国家的卫生政策和卫生防疫给予调整，如医政管理法律知识《中华人民共和国执业医师法》《医疗事故处理条例》《中华人民共和国母婴保健法》《中华人民共和国献血法》《中华人民共和国传染病防治法》等内容，尤其是《中华人民共和国执业医师法》《医疗机构管理条例》《医疗事故处理条例》这三部法律法规，对医学生将来的职业发展非常重要，应当进行重点讲解。另外，学习卫生行政执法和卫生行政诉讼法律制度，对于处理医患关系和维护自身权益都很有必要。此外，医学生中很大一部分人员今后要从事医学研究工作，一些与知识产权相关的法律、法规内容也应当酌情选择。

在卫生经济学教学上，随着医药卫生体制改革的深入进行，卫生经济化命题在现实生活中已经有了越来越多的典型事件和案例。许多经济学概念被引进卫生行业，有不少运用经济规律并结合卫生实际的新经济范畴诞生，如医疗市场、竞争机制、资源配置、医疗集团、股份制医院、议价医院、医疗保险等，不胜枚举。进行卫生经济学教学主要是为了让学生学习卫生社会公益性质，卫生服务需求的法则、特点及分类，了解卫生服务过程中患者消费行为理论，卫生服务供给、卫生服务市场的特点、性质以及医疗机构经济活动及经济补偿，疾病经济负担的基本概念及测量疾病负担的主要指标等；系统了解卫生经济学的理论体系及应用领域；掌握卫生经济学的基本理论和方法；对卫生领域中存在的问题及现行的卫生经济政策能从卫生经济学的角度进行系统的分析评价，并提高探索卫生改革中现实问题的能力。

医学社会学的主要教学内容在于让学生通过学习社会学的理论、方法，研究医学系统和社会大系统之间的关系，以及医疗系统内部各种关系、角色、行为，懂得医学作为社会系统中的一个子系统，受到其他系统的制约及促进；明白医学科学社会化问题，包括对医疗服务的社会化、卫生组织的社会化、医学传播的社会化等，进而更加深刻地认识医学的社会性质，了解患者角色、医生角色、求医行为、遵医行为等，了解国情形势下妇幼保健社会学问题、老年保健社会学问题以及特殊卫生保健、疾病预防中的社会学问题等，使医学生能够把握和了解医学与社会的互动关系，从而从关注疾病、关注个体到关注群体，以适应新的现代医学模式需求。

随着现代医学模式由单纯的生物医学模式向"生物—心理—社会"医学模式转变，医学心理学显得越发重要。本科教学应在了解心理学概况的基础上，注重各类疾病发生、发展和变化过程中的心理因素的作用规律，特别是情绪因素对身体各器官生理、生化功能的影响。同时，还应讲授心理学技巧在临床工作中的合理应用，比如如何缓解患者的消极情绪，如何妥善处理一些常见而轻微的心理问题或疾病，使医学生形成不只关心患者的躯体症状，还关注患者心理和接受程度的意识。此外，把心理健康教育融入医学心理学的课堂教学，有针对性地传授医学生心理健康知识，教授调节和维护心理健康的知识与方法；课后可举办心理健康教育专题讲座，通过个别心理咨询和团体心理辅导相结合的方式解决学生心理问题。这样既丰富了教学内容，增强了其实用性，又提高了医学生维护自身心理健康的能力，同时也培育了医学生对他人进行健康教育的能力。

人文学科在医学科学领域的教学内容还有如美学与医学、管理学与医学、语言学与医学等教学内容，未能一一阐述。总的来说，在医学生教育内容中应将人文知识纳入其中，并且加强建设与研究，注重与医学科学发展保持一致，建立内容更新机制，保持内容与时代发展和社会经济发展同步。

第三节　拓展深度探索"课堂共同体"协同机制

在大学教育中，课堂仍是实现人文教育目标的基本单元、主要形式和途径，对于医学生人文精神和科学精神的形成起着至关重要的作用。医学生人文素质教育"课堂共同体"的构建，不能脱离医学科学而孤立存在，必须将两者结合，综合考虑。"课堂共同体"就是依托医学教育课程体系中的人文课程建设，与医学模式的人文课堂教学法的实施，完成学生课堂共同体的主体认同与教学实现。

一、构建医学教育课程体系的主要模式

按照学科体系设置课程，是以学科为中心组织教学，如生理学、解剖学等，以讲授为主要形式，具有系统性、基础性和完整性特点。学科更倾向专业化、细分化，致使学科分裂严重。随着医学科学不断发展，该体系渐渐显露出学科界限条块分割，基础学科与临床学科、人文学科之间缺乏必要联系，课程门数因医学科学研究分科细化而日趋增多，课程体系膨胀，教学时数增加，学生负担加重；同时课程体系相对零碎僵化，课程设置落后于医

学科学发展，课程内容与医学实际脱节明显。

以问题为中心的课程体系，围绕医学科学问题组织相关知识内容进行教学，打破了传统课程结构，基础医学同临床、人文等知识内容的联系加强，课程门数得到精简，使学生能够较早接触临床，注重提高学生自主学习和解决实际问题的能力。

从医学科学的发展来看，随着社会人口和疾病谱的变化，自然科学、社会科学、人文科学、工程技术与医学科学之间，基础医学与临床医学之间，以及学科内部之间的交叉融合逐渐增多；而医学科学的高度分化与综合，医学社会功能和卫生服务体制不断发展，又使医学科学和医疗服务呈现出整合的趋势。2009年，由21所大学和6个全国性学会共同发起并召开的以"医学整合"为主题的首届医学发展高峰论坛公布了《北京共识》；在同年召开的国际医学院校长高峰论坛上，北京大学医学部、斯坦福大学医学院、英国利兹大学医学院等23所国内外知名院校，重点探讨了系统整合教学改革和PBL教学，纷纷提出医学教育要适应医学整合趋势，对传统学科知识进行整合。从医学教育课程体系的改革发展来看，我国传统的"医学基础课—临床基础课—临床课"学科教学模式，以其知识内容的系统性和完整性，在医学人才培育过程中发挥了重要作用，但培育的学生也存在对医学整体知识掌握不足、临床思维整体性不强、理论学习与临床实践有一定脱节等问题。同时，由于学科间知识内容存在重复讲授现象，致使学生学业负担过重，已经不适应医学学科间交叉融合的需要。

《教育部 卫生部关于加强医学教育工作 提高医学教育质量的若干意见》指出："医学院校要构建人文社会科学知识、自然科学知识与医学知识相结合，基础医学与临床医学相结合的知识、能力、素质协调发展的新型课程体系。"2011年的全国医学教育改革工作会议，明确提出了"改革教学内容与课程体系，推进医学基础与临床课程的整合"。为实现与国际医学教育标准对接，国内已开展医学教育专业认证，认为医学生的培育方案、课程体系、教学内容以及训练方式都应当与全球标准接轨。《本科医学教育标准——临床医学专业（试行）》中，明确要求"医学院校应积极开展纵向和横向综合的课程改革，将课程教学内容进行合理整合"。在标志医师执业能力考核的国家临床执业医师资格考试中，专业综合部分从 2009 年起，也由过去以学科为考核单元改革为以人体系统、疾病症状和体征为考核单元。整合教学课程已成为当前医学教育改革的趋势，这将真正打破学科壁垒，实现基础与基础、基础与临床、医学与人文、疾病与健康等知识的整体融合，更好地培育医学生创新能力、整体思维、临床技能和人文精神。

二、人文课程体系的主要构成

课程改革是医学人文教育教学改革的关键环节，根据本书上述医学人文课程设置的原则及医学生学习的规律，将人文课程体系构建为三个层面。

一是人文社科基础课程。人文社科基础课程是指对医学生具有普适性的人文课程，包括历史、哲学、美学、文学、心理学等通识类课程。这一课程是为学生接受人文入门熏陶而设置的，适用于低年级学生。课程设置上，建议开设"生命伦理学""生命教育""品读名医"等课程，使学生受大医精诚之熏陶感染，培育学生对生命的热爱和敬畏之心，为学生关心民众疾苦的医学人文意识形成奠定基础；开设"经典导读""世界文明史""哲学与人生""医学生生涯规划""环境与人类""心理弹性训练"等课程，使学生建立对人、社会、自然和自身的正确认识与正确态度，树立科学的世界观，培育道德情操、高尚品格和良好的公民素养。

二是医学人文综合课程。医学人文综合课程是指经济、法律、哲学、历史、文学和艺术等与医学交叉综合的一组课程，如

"医学人文概论""医学史""医学哲学""医学美学""医学与文学""医学社会学""医疗保健政策""医事法学""卫生经济学"等课程。这一课程群旨在促使学生对医学所蕴含的人文品性加深了解和认识，探讨人文背景和社会因素在医学中的重要角色，并通过介绍医学实践发展的历程，使医学生了解医学与社会之间相互作用的变化。这一课程群应特别强调两个重要观念：医学是为服务社会而存在的，医生必须是人道主义者。

三是医学人文应用课程。医学人文应用课程旨在突出医学人文课程在临床实践中的应用，帮助解决生物医学本身所不能独立解决的问题，适用于高年级学生。在理念层面，建议设置"行为医学""医学心理学"等课程，使医学生深刻理解新的医学观，理解医疗技术不再是防治疾病的唯一有效手段，而必须更多地从社会、心理和行为等方面去理解疾病的病因并寻求解决办法。在实践层面，强化医学人文技能，建议开设"临床医学导论""医患沟通技巧"等课程，加强医学生的交流沟通技能，使之善于保持良好的人际关系，学会深刻理解患者和以更人性的方式对待患者。此外，该类课程尤其还要着眼于培育医学生的伦理素养和对伦理问题的敏感性，使其具备解决伦理问题的思维和能力。建议开设"医学伦理学""临床决策中的道德思考"等课程，通过探讨分析社会发展和科技进步带给医学实践的大量伦理、道德和法律问题或难题，使医学生明确医学实践和医学研究的价值，学会对医学实践活动进行伦理决策、价值评判和伦理干预，并自觉加强医德修养，提升医德境界。

三、构建医学模式的人文课堂教学法

人文社会科学的教学，要区别于自然科学教学，科学追求真，文学追求善，艺术追求美。自然科学教学重在"知识重建"，人文社会科学教学重在"价值重估"，其教育目的和教学内容都有着鲜明的价值取向，教学的重点不在于概念的掌握和知识的讲授，而在于通过教师对民族精神、理想信念、道德品质、文明行为和心理健康以及生活体验等进行正向评价，引发学生从思想深处自我认识、自我体验和自我评价，进而内化为正确的世界观、人生观和价值观，实现科学、人文与艺术的有机融合，造就对"真"有追求、对"善"有理解、对"美"有感受的全面完善的人格。人文教育需要通过认识方法和实践方法来推进、实现人文教育目标，与科学方法强调精确和普遍适用性不同，人文教育的方法重在定性，强调体验，且与特定的文化相联系，着眼于情感的潜移默化，使医学生能够在运用科学思维的同时，学会用人文的方法思考和解决问题。

案例教学法

哈佛大学医学院，每门课程至少准备二十到三十个案例。在案例教学过程中，按照教师提供案例，学生根据案例和教学要求查阅资料及自学、学生讨论和教师引导、教师辅导和总结的顺序进行。通过真实可信的典型案例，结合时政热点、历史事件、名人事迹，引导医学生亲历其境，对民族精神、理想信念、道德品质、人文精神进行客观评价和理性思考，进而内化为正确的世界观、人生观和价值观，达到隐性知识外显、显性知识内化。教师扮演着设计者和激励者的角色，鼓励学生积极参与讨论。从临床思维转换开始，中间结合专业特色融入相关法律、伦理、心理沟通等人文素质教育，通过真实案例，采用形象、直观、生动的形式，给人以身临其境之感，易于学习和理解。

经典阅读法

经典阅读是人文教育中基础而重要的方法。经典是历史留给人类的精神遗产，体现着深层的价值建构，并将改造我们的价值观和德行。文字的阅读和接受是一项复杂的高级脑力劳动，是人类训练和提高自身思维思辨能力的重要手段。通过建立经典阅读制度，开展经典人文书目推荐阅读，从学校管理层、教师和学生自身推荐，规定每位医学生的应读书目、最低阅读量，纳入学分、导读和考核。经典书目的推荐从经典性、循序性、多样性筛选，科学梳理出集人类文明思想精华的读本，由浅入深，由一般到个别，合理铺设阅读阶梯，整合人文视野，如《妞妞》《疾病的文化史》《濒死体验》《致命的药物》等。在经典阅读进程中，扩大宣讲推广力度，通过举行读书报告会、座谈会、讨论会、读书沙龙等活动，营造阅读氛围，激发医学生的阅读兴趣，进而开展读书有感征文和演讲等活动，培育其对高尚情操和高尚人生境界的追求。

情感体验法

情感是对感觉的主观补充，当感觉形成复杂的状态时，便会产生情感。情感体验作为人的一种精神活动，从生活着的感性个体的感受出发，指向对有意义的生活的寻找、感觉、选择和判断，从而达到主体和客体之间的沟通，进而实现对主体和客体的超越。因而，情感体验是一个关于人的生活方式、生存态度的问题，是进行个体的自我塑造和人格完善的教育方法。以实践活动为载体，通过创设丰富的情境，把学习主题与切身体验结合起来，使医学生在实践过程中以直观的形式感知世界、领悟知识、提升能力，主要采取实地考察、虚拟实验、模拟医院、角色扮演、任务领受等，增强医学生竞争、组织、合作、协调等社会实践能力和信息处理、人文技巧等实践能力，实现教学过程"知行合一"的价值取向。

环境熏陶法

本研究所指环境，是指人们可以通过感官来识别的土地以及土地上的实体要素和空间要素综合构成的视觉形态及其承载的精神价值。校园文化、人文环境、医院文化、医院环境充满学术气息、文化气息，具有强烈的人文特性和感染力。"蓬生麻中，不扶自直""近朱者赤，近墨者黑""孟母三迁"，充分说明环境育人的重要性。给医学生建设具有浓郁文化气息的德育氛围，包括大学精神凝练与形象塑造、人文景观布局、文化设施打造以及教师的言传身教等，都将发挥人文环境的教育、激励、审美、高调适作用，为学生人文素质的形成提供有力支撑。

通过课程与教学模式的构建，完成医学人文的课堂共同体体系，让学生身临其境地体会人文教育与医学教育的整合与发展，从实际操作层面走近学生内心，激发学生的人文情怀，触动学生的理性思考，可以更好地实现人文精神教育在医学生培育中的价值构建。

第四节　提升高度推进"能力共同体"实践机制

在高职院校，实习、实践是人文教育的一个重要环节，是课堂教学的外延和强化。正是由于医学职业院校中实践教学的重要性及特殊性，实践教学才成为高职人文教育的又一个重要途径。实践教学不仅有利于提高学生的专业技能，而且有利于学生树立正确的劳动观，养成良好的劳动习惯，培育艰苦奋斗的作风。

"能力共同体"是与医院、社区相结合的实践锻炼平台，通过多方互动与交流，系统性地形成实践考评与锻炼机制。其中，以医院实习为例，能力共同体应注重促使医学生掌握解决临床问题的实际能力和提高临床诊断与治疗应用技能，强调对医学生的行为教育和对他们与患者、患者家属、小组团队之间的人际关系的实践教育。比如，除了医学伦理学等人文社会科学课程始终安排在医学生整个学习期间之外，在临床实习和医学专业第三阶段职务实践期间，医学院校教学部门可以向医学生提示和强调医德问题的重要性，跟随带教医生看门诊和出诊期间执行医嘱时，实习生不仅要得到其带教导师的许可，而且要征得患者的同意。同时可以形成实习技能考评机制，涉及以下几个方面：对患者要注重礼节礼貌；耐心地倾听患者的主诉，而不要过急地做出诊断；以积极的态度和方式与带着困难和疑虑来求诊的患者交谈；询问患者问题时要用他们能听得懂的词语；要为患者创造对未来抱有信心的氛围。通过学校与医院双向互动考评，结合可量化的考核表，进行逐一测评考验，真正实现能力共同体的构建。据调查，在良好的工作环境中，接受带教医师负责的指导，运用考评评估，实习生不仅在掌握知识和规范行为方面获得了进步，而且在应用能力方面取得的进步更大 。

医学生的"能力共同体"在社会实践中根据实践平台锻炼，通过多方互动与交流，有目标、有方案、有跟踪、有评估；通过医院的实习环节、社区的志愿服务环节、社会的公益事业环节链接内容、整合资源，让医学生在锻炼中培育扎实的人文素质能力。"能力共同体"教育将课程显性教育与社会实践隐性教育有效结合，真正达到医学生的人文教育培育目标，真正实现医学生人文素养的提升。

第五章　新时代医学生人文精神培育路径

第一节　贯彻新的教育理念

一、促成理念融合

医学院校文化的影响力与引导力体现在医学人文精神的饱满上，医学生文化自信的提升，决定着医学类高校水平的整体提高。学者 K. 丹纳·克劳（K. Danner Clouser）从哲学的角度出发，提出了"全新的瑞士硬干酪模式"（baby swiss cheese model），即孔洞（人文学）很小很常见，弥漫地遍布在奶酪（医学）中。医学科学教育和医学人文教育两者就像是奶酪与孔洞的关系，彼此交融且不可分离，因此增强医学院校的文化领导力就必须要坚持贯彻科学教育与人文教育交融的新理念。为促进新的教育理念的贯彻，提升医学人文教育的实效性，彻底转变教育观念，需要医学院校做到清除唯科学主义思想对培育理念的影响，挖掘科学教育内含的人文意义与价值，找到科学教育与人文教育的交融点，将理论应用到实际的教育教学中。除了按照医学高校基本人才培养目标实施人文教育外，实现科学与人文的协调还应体现在人文教育中具有科学的智慧、医学科学教育中渗透着人文气息，要把文化自觉自信意识教育始终贯彻到医学基础理论学习和医疗服务实践的全过程，突出文化对提升医学生人文精神的效用。

二、促进学科交流

不断推进教育教学体系完善，把人文教育"嵌入"医学教育体系中，实现科学与人文的协调交融。在适应当前先进医学模式的基础上，充分发挥医学人文精神对医学科学的引导和补充作用，推进两者的协同并进，加强人文对医学的服务精神。一方面，加强以思想政治教育类和医学人文类为主的学科课程，转变人文社科类相对较少的现状，继续优化人文社科课程，提高教育教学质量。如北京大学医学部贯彻将医学人文教育放入整个医学教育过程的思想，分阶段分步骤落实医学人文教育，帮助学生增强综合能力。另一方面，还要持续推进医学科学和其他人文学科的融合，突破学科之间的藩篱，解决医学生文化认知基础和人文素养欠缺的问题，以此来展现人文对科学的引领和规范作用。同时，还需将诸多丰富的文化资源放入具有医学特色的课程体系中，使医学教育与人文教育两者具有协调性。

第二节　改善医学人文教育

一、完善教育内容

理论教育的根本目的在于指导实践活动。为更好地提升医学生在医疗实践服务中的医学人文精神，要持续完善医学人文教育，要注重理论的通俗化，要关注医学生的身心发展和内在精神世界。

一要注重理论知识的通俗化，促进理论与实践的融合。教育植根于生活，应同生活密切结合，但是人们在建立教育科学世界时替代并遗忘了生活世界。推进医学生人文精神培育不能同现实社会生活相脱离，以孤立的形式单独存在。因此，要注重有意识地将理论知识中逻辑性强、抽象性高、晦涩难懂的语言文字转化为通俗易懂的话语；要善于将现实生活的生活话语和鲜活事例融入其中，以一种医学生喜闻乐见的方式去为其所理解和接受。如医学人文教育可以将医学生关注的与临床查房、病例会诊和医患纠纷等社会现实问题相结合，注重以文化为视角，将人文知识理论与具体病例分析联系起来，形象生动地引导医学生解决医疗服务中面临的相关伦理道德问题。此外，理论和实践结合还在于将课堂同社会联系在一起，通过新的教学方式，发挥文化资源的启发力，引导学生在身体力行中感知和涵养医学人文精神。

二要聚焦医学生的身心发展和内在精神需要。卢梭曾说，"要按照你的学生的年龄去对待他"。医学人文精神的培育需要走进医学生的现实生活，贴近他们的内在精神世界，摸清医学生的身心发展特征和其所处的社会环境，如医学学科特征、年龄情况、成长经历和兴趣爱好等，掌握了医学生群体的整体状况后根据教育教学目标要求从认知、情感、意志、心念和行为的教育过程，有针对性地、分层次地推进教学活动。

二、创新教育方法

为推进医学生人文精神培育，需要创新教育教学方法，通过坚持灌输性与启发性的结合、主导性与主体性的结合和创新课堂教育教学形式，提升医学生人文精神培育的实际效果。

一是灌输性与启发性的结合。灌输教育作为教育教学的基本方法具有重要的意义，培育医学生人文精神也需要通过灌输主流意识形态理论和医学人文理论来实现。医学人文课程教学的重要目的是将国情党史灌输给医学生以坚定其政治立场，将中华文化的精粹和价值观念灌输给医学生以增进其文化素养。但是灌输并非照移照搬、生搬硬套，而是要注重启发性，引导医学生将人文知识内容同社会实际情况相结合去发现医疗服务中的问题和探索解决路径。

二是主导性与主体性的结合。医学人文教学的重要作用在于解读文化的深层次内容和传递文化精神。处于主导地位的教育者既要具备自身的人文知识素养和医学科学知识素养，也要具备高水平的理论分析力和表达力等教学能力。这样才能将内含于思想理论中的精神与意识传到医学生的头脑里。同时，教育者要注重发挥医学生的主体作用，调动其积极性、参与性与创造性，同其理论研究和临床实践服务相结合，进行相关的文化学术创新和文化类实践，从而不断提升医学生的人文精神。

三是创新课堂教育教学形式。首先，应充分利用"第一课堂"，利用高校开设的思想政治理论课以及医学人文课等主渠道，推进对医学生的思想意识形态和医学人文知识教育。在"第一课堂"上，教师充分发挥讲课能力，以医学生乐意接受的方式，系统而全面地讲述中华优秀传统文化、红色革命文化和社会主义先进文化等知识内容，分析和解释其社会现实意义，吸引医学生去主动感知文化的精髓，从而提升医学生人文精神的良好教学实效。其次，应有效利用"第二课堂"，即在课堂外进行的教学活动，其具有鲜明的实践特征。教师可以组织医学生进行以传统文化、革命文化及先进文化为主题的文化实践活动，组织以医学人文精神为主题的人文实践活动。如可以带领医学生去考察中医文化遗址，让医学生在"第二课堂"上提升文化素养和人文精神。最后，创新利用网络课堂。在网络上开设相关的人文社科课程，向医学生传递中华文化中包含的崇高精神，让其感知我国传统优秀医学文化的精髓，增强其文化自信心。

三、形成科学的教育评价体系

教育评价体系是衡量学校教育教学活动实效性的重要标准，其评价反馈结果成为学校改进教育工作和教学改革的关键依据。为使医学人文教育的内容深入医学培养课程体系，渗透在医学生学习、生活和社会实践中，要建立系统的医学人文教育培养评价体系。因此，需要形成一个科学的评价体系，从理论认知、实践行为和思想观念去全面把握医学生人文精神的状态。

一方面，医学生人文精神的评价考核体系应将医学人文精神的内化深度作为核心评价内容。作为一种内在的思想精神，医学人文精神是医学生对人文理论学习的内在感悟，用量化的标准去衡量只能观察到表浅的东西，无法去判断出医学生的实际状态。因此，不能只将人文知识考核作为医学生人文精神的评判标准，需要将多种因素纳入综合考虑范围，坚持评价方法的多样化，要用变化发展的眼光去判断医学人文精神水平和教育的实效性。另一方面，注重持久性，形成长效的评价考核体系。医学生人文精神要经过长期的熏陶才能得到内在表达和外在显现，医学人文教育的实际效果的展现是一个相当长的时间过程，因此考核评价体系不应只聚焦于学校阶段的理论考核，还需要从理论学习阶段的思想实践、临床实践学习阶段的行为表现乃至以后从业阶段的执业能力与执业水平来思考，从学校环境、社会环境以及医学生自身状况等各个因素去把握，形成一个系统性的长效性的评价指标体系，为提升培育效果提供教育思路。

第三节　形成合力育人机制

一、增强制度规范的作用力

立德树人是高校立身之本，而医学院校各项规章制度的确立旨在正确引导和约束管理者、教育者以及教育对象的言行举止，提升学生科学文化素养和思想道德水平。进一步在文化自信视域下推进医学生人文精神培育，需要充分发挥医学院校制度规范的保障作用，创设良好的医学人文培育环境。具体而言，有如下两点。

一是要坚持完善以人为中心的制度规范。在制度规范框架的形成和完善过程中，一方面要体现学校对于医学生人文精神培育总体思路的把控，对于人文教师和临床教师在教学中思想理念贯彻执行程度的掌握，对于医学生学习实际效果的反馈监控；另一方面需要明确教师利用文化培育医学生人文精神的目标与需要，深入了解医学生人文精神的现实状况和内在需求，激发教师与学生的主体参与意识，体现制度规范的民主性，提升其实际效果。

二是要充分发挥制度规范的育人作用。首先，在学校党委的统一坚强领导下，各行政管理服务部门和教师教学队伍全员通力合作，推进在专业教育、思想政治教育、医学人文教育、校园活动、社会实践等各个方面制度规范的落实，充分利用传统文化资源、革命文化资源和先进文化资源，发挥共同力量来推进整个过程的医学人文精神培育。其次，学校要时刻关注广大医学生的思想动态，摸清医学生的身心特征，及时而准确地分析医学生所处的医学伦理困境，掌握其内心诉求，让制度规范以一种充满人文关怀和人性关照的方式，以一种喜闻乐见的方式，紧密融入医学生的学习实践和生活实际，做到其内容的具体化、日常化、通俗化和形象化，引导医学生身心健康成长。

二、推动师资队伍的完善

医学以人类健康发展为终极目标，医学教育质量关系到行业医德医风、医者人文素养以及每一个人的切身利益，因此在文化自信视域下培育医学生人文精神，需要增强医学院校教师的人文素养和文化涵养。一方面，要引导医学人文教师跨越学科界限，近距离接触临床。要促进担任哲学、法学以及政治理论课等方面的人文社科类专业教师去主动学习，增进相关的医学学科知识，在教学中充分利用文化资源去分析医学生培养现状，将医学人文知识运用到具体实践中，指引学生去思考临床实践中遇到的伦理道德困惑，切实解决医患矛盾与冲突，从而培养医学生良好的人文精神。另一方面，引导临床教师去深入关注和研究相关医学人文领域，提升自身人文素养。当前，一名医者需要具备综合而全面的执业能力，不仅在于扎实的医学专业知识和高超的临床技能，还在于崇高的医学人文素养与人文精神。因而，要不断转变医学专业教师的传统观念，即重专业教育而轻人文教育的观念，指引教师去发现人文教育给专业教育带来的契机与积极作用，挖掘贴近教育实际的文化资源，通过专业教师的一言一行、言传身教不断地去感染医学生的心灵与思想，去滋养其人文精神，去提升其道德品质。

第四节　营造良好的人文环境

一、加强校园文化的熏陶

高校是各种思想文化资源融汇聚集的中心，推进校园文化建设能极大地助力隐性教育作用的发挥。而作为隐性教育最为重要的载体，积极健康的校园文化氛围不仅有益于提升医学生的文化鉴赏力和鉴别力，而且有利于提升其道德情操和人文精神境界。因此，要持续增强校园的文化建设，在有形与无形之中去培养医学生的人文素养，实现环境育人的效果。

为了发挥人文精神的影响力，增强医学生的文化自信度，必须加强学校物质文化、制度文化和精神文化的建设，让医学生在充满活力、健康、积极向上的学校文化环境中塑造人文精神。

一是加强校园物质文化的建设。以学校发展目标和培育理念为指引，在医学生活动的主要场所，如道路、餐厅、图书馆、教室和宿舍等，加强学校物质和文化基础硬件设施建设，同时还应在校园建造一些与人文精神培育相契合的景观、雕塑、文化墙和电子展览屏等实物建筑，并将学校精神和医学特色融入其中。通过物质文化环境的建设生动地展示文化底蕴，渗透医学人文精神，在无形中传递和感染医学人文情怀气息，使医学生接受文化的洗礼，隐性地提升他们的人文精神。

二是加强校园制度文化的建设。学校以遵循医学生身心发展规律和满足精神世界需要为出发点，根据国家相关的教育政策、方针及基本原则，科学地制定一些与医学生人文教育、管理和生活服务等紧密相关的准则与办法，并实施对各项制度和准则的高效管理，形成长效而科学的运行机制，推进学校人文教育教学活动的有效开展，最终准确地将传统文化、革命文化和先进文化注入医学生的心灵中。

三是加强校园精神文化的浸润。学校精神文化是对中华优秀传统文化、革命文化、先进文化以及外来优秀文化的融合凝练，其核心内容是校风、教风和学风。加强校风、教风及学风有助于推进学校精神文明建设，引导和约束医学生的思想行为与价值选择。因此，学校要始终坚持立德树人的教育理念，教师需要不断提升自身的综合素养和师德师风，医学生要积极参与高雅、活泼而健康的学术和文化活动，实现其人文素质的充分发展。

二、有效传播和合理治理网络文化

网络是高校学生获取各种信息的重要途径，其日常生活已经同网络密切相连，并时刻受到网络文化的影响。为增强医学生对我国文化的认同感和自信度，使医学生受到正向的引导，必须要有效传播和合理治理网络文化。

首先，提升主流文化影响力。在互联网时代，各种新闻资讯和信息舆论通过网络同人们联系起来，网络空间的主导权决定了网络空间的话语权，因此必然需要把握网络空间主导权。医学院校可借助校园官网、微信公众号和微博官方，创建具有医学特色的校园网络平台，实现思想教育与生活服务的结合，同时将中外文化的精华内容凝练化，以一种既符合当下社会信息传播特点又符合医学生阅读习惯的方式，来吸引医学生的注意力，使他们能够在碎片化时间里借助网络平台获得一定的知识文化。其次，继续增强对网络监督和管理的力度，营造绿色干净的网络环境。虽然互联网发展在一定程度上冲击和扰乱了社会秩序，造成了一系列新社会文化问题的产生，也深刻地影响着医学生的日常言行，但网络如何发挥作用取决于如何进行监管。因此，医学院校应致力于加强对学校网络信息监管的力度和效果，清除负面信息的影响，指引学生形成正确的网络观念，提升网络文明素养，坚持正确的"三观"。最后，增强网络文化的正向影响力。习近平总书记提出创新性指导思想，即要培养"积极""健康"和"向上向善"的网络文化。

一是要在网络中多注重传播有利于医学生人文精神培育的优秀传统文化、革命文化、先进文化以及外来优秀文化的内容。通过在平台登载医学发展史、医学院校发展史、具有代表性的医学思想家及其思想内容、个人和集体医疗服务先进事迹、先进文艺作品等，实现社会医学人文及时事要闻的分享，增进医学生对文化源流的了解和认识。

二是要以社会主流价值观为根本方向。学校应不断完善相应的网络文化建设，以形成良好的文化氛围；教师也需要借助网络空间适时把握当代大学生的思想变化，发挥网络育人的作用，以纠正部分学生的思想偏差并给予其正向的指导。

第五节　增强医学生的自我教育

一、提升医学生的自我文化素养

一是要认同中华文化的价值。中华文化历经千年长盛不衰，是我们民族的生命与血脉。在文化自信视域下推进医学人文精神培育，需要引导学生去正确地认识和认同中华文化价值，形成文化自觉。认同中华文化价值，需要主动去接受文化教育，掌握文化知识，培养文化情感。具体而言，要引导医学生明确中华文化作为优秀的文化体系所蕴藏的丰富内涵和思想精华，去了解其中浓厚的理性主义和人文精神，感知高度的思想哲学智慧；感受内涵丰富、精神深刻的革命文化，体悟信念坚定、无限赤诚、无畏牺牲、勇往直前的红色文化内核，坚定责任意识和担当意识；明确先进文化的核心所在与广大群众的价值诉求，真正认同有利于国家发展、和谐社会建设和个人理想成就的主流核心价值观，以应对开放的社会状态、混杂的思想潮流和多样化的个体利益诉求。此外，要做到文化自觉，需要正视本民族文化，理解多样化文化，只有这样，才能够在多元化世界站稳脚跟。因而，随着当今全球化潮流的深入发展，中西文明交汇融合，要辩证地审视西方文化，理性地辨析外来文化知识，合理接收外来文化的精华，自觉抵制不良文化的侵袭，增强文化自信度。

二是要自觉加强主体意识。主体意识指的是人能够认识到自身的主体能力、地位以及价值，能认识自身同客观外界的关系，能自觉地去规划自我发展。让医学生意识到自身在理论学习、实践感悟和临床医疗服务中的主体地位，认识到自我主体意识的价值性和重要性，有利于助推其积极参与文化建设，为我国文化繁荣发展增添力量与生机，也有利于实现医学人文精神的发展。

三是要树立辩证的思维方式。习近平总书记曾谈道："要学会思考、善于分析、正确抉择。"由于高校学生，包括医学生，还处于身心不成熟不稳定时期，欠缺辩证的思维方式，面对复杂的国际环境，难以摸清社会各种思潮的本质。因此，应引导医学生形成辩证思维方式，让其学会运用变化发展的观点、普遍联系的观点和一分为二的观点，透过现象去认识最深层的本质，取其精华去其糟粕。

二、加强医学生的自身实践体验

在文化自信视域下培育医学生人文精神，关键在于体验和感悟。正如荀子在《荀子·儒效》中说的："见之不若知之，知之不若行之。学至于行而止矣。行之，明也。"可见，实践体验学习可以促使学生通过运用各种学习资源来处理社会现实问题的这一实践过程来获得新认知和新观念，把知识从理论性概念转化为日常生活语言。因此，增强医学生的文化自信和文化认同，不能止步于文化知识理论的学习，需要引导个体在不断实践外化过程中升华体验和感悟。

实践育人是培养人才的关键环节，在实践中推进医学人文精神培育，要坚持医学人文知识同社会实践服务的结合，着力推进校内社会实践和校外社会实践。一是推进校内社会实践。在医学专业教育中，引导医学生在文化自信的视角下去观察、分析和理解专业理论知识，并帮助他们在服务、学习和反思中深刻体会其中蕴藏的文明成果与人文精神，进而实现自身专业技能和职业素养的提升。学校多样化文化活动能帮助医学生体悟文化的博大精深，提升其文化涵养，培养其良好的文化品位。二是推进校外社会实践。引导医学生参与支医、支教、社区健康服务等志愿服务活动，有助于他们深入理解中华民族的优秀传统和优秀品格，有助于他们积极传承中华文化。因此，通过社会实践教育，帮助医学生真切感知中华文化，在增进医学生的执业能力过程中，提升其思想境界与人文素养。

第六章　以志愿服务为载体的
医学生人文精神培育模式

近年来，医学院校广泛开展了志愿服务活动，为以志愿服务为载体的医学生人文精神培育实践探索提供了重要的可能性。医学生志愿服务广泛运用在公益慈善、扶贫助残、大型赛会等项目中，影响力不断扩大，越来越多的医学院校将志愿服务作为学校人文精神培育的重要载体。通过志愿服务，可以进一步检验医学生的专业知识，提高医学生的服务意识和职业素养。

第一节　以志愿服务为载体的医学生
人文精神培育的意义

长期以来，医学院校的人文精神培育采取课堂讲授形式进行，并且医学院校的人文社会学科与医学学科相比还很薄弱，师资缺乏，教师知识结构单一，较为理想的跨学科专业结构的教师较少，普遍存在缺乏人文实践路径等问题。医学是自然科学与人文科学的综合体，新时代更加强调以德才兼备为人才培育目标，这就要求要进一步拓宽人文教育实践渠道。医学生志愿服务作为一种有效的人文实践载体，有助于开阔医学生的视野，增强医学生对社会的直接体验和认知，提升医学生坚持医学的本质，坚守医业的初心，坚定医者的情怀，从而搭建志愿服务与医学生人文精神的价值融合之道。

一、医学生志愿服务与人文精神的价值共性

综合医学生志愿服务与人文精神的本质特征分析可知，医学生志愿服务与人文精神有着共同的价值诉求，体现在以下三个方面：一是坚持医学的本质，即以仁为本、知礼守节的价值实现；二是坚守医者的初心，即坚守为人民健康服务的初心；三是坚定医者的情怀，即尊重生命的医者职业情怀。

（一）医学生人文精神的价值诉求

1. 培育具有仁爱之心、知礼守节的医学生是人文精神的基本要求

当前，医护人员的人文素养与职业要求存在一定的差距。从近年来频发的医患纠纷中可知，近八成来自医德医风、行为沟通等方面。究其原因，其中关于学校层面的原因主要集中于医学院校对医学生仁爱、礼节情感的培育欠缺。医学研究的对象是人类本身，导致人类疾病或影响人类健康的因素不仅涉及自然科学领域，还涉及社会和人文科学范畴。医学生除了要具备精湛的医术之外，还要拥有仁爱之心和知礼守节的职业素养，坚持以人为本、以患者为中心，时刻站在患者角度切身体会患者的感受，寻求最佳的解决方案。

2. 激发医学生为人民健康服务的意识是人文精神的重要目标

在传统医学院校的人文教育中，以教师讲授为主的灌输式教学模式，不能充分调动医学生的主体意识，更不符合当今时代医学生的特点。新的发展要求学校教育改变传统教学模式，以学生为主体，以教师为主导，结合人文知识传授和志愿服务社会实践活动充分培育医学生的主动服务意识。临床实践和志愿服务活动，有利于让医学生深入接触社会和患者，充分了解卫生健康事业现状，增强主动为人民健康服务的意识。同时，有助于医学生检验自身对人文知识理解和掌握的程度，及时弥补不足之处，从而提高自身学习的自觉性和服务的主动性。

3. 提升医学生的职业能力是人文精神的基本职能

当今医学教育的职能之一就是引导医学生形成职场需要的职业素养。医患关系紧张，医护人员与患者之间信任缺失，产生这些问题的主观原因就是医护人员医学人文精神缺失和沟通技能的欠缺。医学院校在注重专业技能教育的同时，也应重视对医学生的服务能力、协调能力、人际交往能力和人文情感的培育，从而提高医学生适应职场的能力。人才培育效果的好坏都是通过职场进行反馈的，职场是试金石，医学院校应提前为医学生步入职场做好充分的准备。所以，医学院校应将医学人文教育与职场适应教育相结合，促进医学生职场工作能力的提升。

（二）医学生志愿服务的价值诉求

1. 志愿服务是培育医学生仁爱之心、知礼守节的重要途径

医学生在志愿服务社会实践过程中，能够切身体会到志愿精神之"友爱"。医学生志愿服务的对象大部分是社会需要被帮扶的对象，包括失独老人、留守儿童、康复患者等群体。这部分群体更需要关爱阳光的普照，医学生志愿者的关爱之心和关爱之举可以带去更多的关怀与陪伴，从而促进社会的包容度，提高群体的幸福感，营造温暖和谐的社会环境。医学生志愿服务在推动社会精神文明进程的同时，对于提高医学生关爱患者、知礼守法、明辨是非的能力具有重要的作用。

2. 志愿服务是促使医学生主动服务他人的重要举措

大学阶段是医学生主动参与服务意识培育的关键时期，医学院校应充分调研每一届医学生的成长环境与自身特点，充分发挥志愿服务的实践教育作用，积极引导医学生在志愿服务实践过程中主动与服务对象进行互动和交流，增强社会服务意识，进而不断提高医学生的主动服务意识。医学生志愿服务是在自愿前提下，结合自身的兴趣和专长，并主动参与的社会服务活动。通过规范的组织，可以在潜移默化中培育医学生奉献、坚持、仁爱的精神品质，为其将来在职场中发挥主体作用打下基础。

3. 志愿服务是提升医学生人文精神职业能力的重要实践

医学生作为卫生与健康事业的继承者，未来将要从事为人民群众健康服务的医务职业，从事关系社会和谐发展进步的卫生与健康事业，志愿服务是一种有效的职业能力提升实践。一是志愿服务为医学生创造了服务他人、了解社会的平台，有助于医学生提前了解社会、锻炼个人意志。二是志愿服务建立了医学生与服务对象面对面沟通的渠道，有助于医学生关注服务对象的心理感受，提升沟通协调能力，这些正是医学生日后必需的职业技能。三是志愿服务丰富了医学生的人生阅历和人文情感，促进其认识到自己在社会中应尽的责任，体会到自己在志愿服务中的价值所在，提高医学生的社会责任感。

（三）医学生志愿服务与人文精神的内在联系

1. 关爱他人、奉献社会是医学生志愿服务与人文精神共同的精神志向

医学生将来会在不同的卫生与健康事业工作岗位上工作，这不仅需要渊博的知识和技能，还要有关爱患者、奉献社会的精神。"奉献、友爱、互助、进步"的志愿服务精神，核心要义是人道主义，主张关爱他人、奉献社会。《希波克拉底誓言》中提道："我将牢记尽管医学是一门严谨的科学，但是医生本人对患者的爱心、同情心及理解，有时比外科的手术刀和药物还重要。"可见，秉持以人为本，坚守社会主义人道主义职业理想，是医学生志愿服务与人文精神的共同精神志向。

2. 具有主动服务意识是医学生志愿服务与人文精神共同的培育目标

志愿服务的基本原则之一就是自愿性，它建立在大学生具有自主选择能力和权利的基础上，强调参加志愿服务的自觉性。医学人文精神是医疗服务行业的重要精神资源，可以通过培育医学人文精神推动医疗服务质量的提高。医学生以医学知识为基础，开展多种形式、注重实效的志愿服务活动，可提升今后服务基层

的意识。推进医学生的人文精神建设，旨在学习阶段培育医学生主动服务的意识，树立良好的医务人员工作作风，提高医学生综合素质。可见，主动服务意识是医学生志愿服务和人文精神共同的培育目标。

3. 人文精神的职业能力是医学生志愿服务与人文精神共同的教育追求

志愿服务是一种有效的实践载体，通过校园内外的志愿服务实践，医学生能够进一步了解社会基层卫生与健康事业发展的现状，加深对广大人民群众的卫生与健康水平的认知，提升敬畏生命、尊重科学、崇尚人文的医者情怀。医学教育的价值追求是培育具有良好品德的高技能人才，随着健康中国战略的实施，将越来越重视对基层医务人员的人文素养要求，医学院校应提前为医学生进入社会做好充分的准备，利用志愿服务平台，为医学生人文素养的提升提供有效的载体。可见，人文精神的职业能力是医学生志愿服务与人文精神共同的教育追求。

二、医学生志愿服务对提升人文精神的意义阐释

新时代医学生的发展需要社会实践的推动，志愿服务行动正是医学生参与社会实践、提升医学人文精神的重要平台。实践表明，在"奉献、友爱、互助、进步"的志愿服务精神引领下，志愿服务对于医学生扩展人文知识、塑造人文精神、践行人文行为具有不可估量的重要作用。

（一）医学生志愿服务有利于医学生扩展人文知识

医学院校根据教学要求，广泛开展了一系列的人文知识教育。但是，课堂的讲授形式、内容、效果有限，不能完全满足医学生对人文知识的获取。首先，在志愿服务过程中，通过具体的实践，查看自身人文素养的不足，反思自身人文知识的欠缺，寻找提升的办法，并不断向身边的师生和帮扶对象学习，从而完善

自身的人文知识体系。其次，在参与志愿服务过程中，有组织的招募、培训、策划、实施、反思等，有利于提高医学生的组织、管理、沟通等综合素质，补充完善医学生在课堂中的实践缺失，发现理论与社会现实的差距，通过志愿服务等社会实践方式积累经验，找准方向，沿着目标完善自身不足，在不断的学习中提升自身的职业素养。

（二）医学生志愿服务有利于医学生塑造人文精神

首先，志愿服务有利于提升医学生的人文精神。敬畏生命和尊重健康是医学生必须坚持的职业素养。在参与志愿服务活动过程中，医学生与帮扶对象直接接触，了解社会基层现状，用心用情感受每一个生命个体，这有利于医学生人文精神的塑造。其次，志愿服务有利于增强医学生的社会责任感。今天的医学生作为"健康中国2030"的主力军，是国家和民族卫生与健康事业的希望。通过志愿服务这一载体，医学生可以深入基层，到社会大舞台中去体验和感受，了解我国的国情、社情和民情，坚定医学信念，增长医学才干，培育健康中国视野，增强医学生实施健康中国战略的使命感和社会责任感。最后，志愿服务有利于践行医学生的职业素养。医学教育体系中，临床技能一方面培育了医学生的实践能力、解决问题能力与动手操作能力；另一方面加强了医学生对医生职业素养的培育。志愿服务活动，可以促进医学生将理论与实践相结合，正确认识自己在社会中所处的位置，提升自身独立思考和创新创业的思维能力，从而坚定正确的理想信念。

（三）医学生志愿服务有利于医学生践行人文行为

医学生的人文行为未来会体现在其工作中的每个具体环节，例如，诊疗前的与患者沟通，舒缓就医紧张情绪；诊疗中的尊重心和责任感，让患者敢于面对病情与危机；诊疗后的持续关怀，增强患者战胜病痛的信心。"生物—心理—社会"医学模式不仅要求关注人的生物属性，同样要关注人的社会性，充分认识到环境因素、社会因素、心理因素对健康的综合作用。医学生志愿服务的对象是人，更多是面对社区孤寡老人、残障人士、康复患者和留守儿童等社会群体，他们更期待获得健康的权利，更需要社会的持续关爱和尊重。医学生在开展志愿服务时，与服务对象进行近距离的接触和沟通，通过自身医学专业知识为服务对象提供力所能及的帮助，体会服务对象的感受，抚慰服务对象的内心，用行动温暖服务对象，在提高服务对象幸福感的同时，提升自身的医学人文行为。

第二节 以志愿服务为载体的医学生人文精神培育路径

医学院校的人文教育长期以来采取课堂授课方式进行，缺乏创新。作为自然科学与人文科学的综合体，医学教育必须以培育德才兼备的卫生与健康人才作为发展目标。通过科学规划人文教育实践路径，探索医学生志愿服务与人文精神的融合方式，可以丰富医学生的人文知识、培育医学生的人文精神、助推医学生人文行为养成。

（一）科学规划人文教育路径，构建医学人文教育体系

1. 强化顶层设计，制定医学人文教育行动指南

首先，医学人文教育是高等医学教育的重要组成部分，也是卫生与健康事业发展、医学人才培养的内在要求。根据当前医学教育的现状和需求，医学院校必须加强医学人文教育的顶层设计，在医学教育和实践教学过程中将医学专业知识与人文素质教育放在同等重要的位置；制定医学人文教育行动指南，大力营造

医学人文精神培育的良好氛围，充分发挥课堂教学在医学生人文精神培育中的主渠道作用，拓宽社会实践育人渠道。

其次，在发展规划层面，医学院校要把医学生人文精神培育贯穿于人才培育、科学研究、社会服务的始终。医学院校切实加强医学生人文精神培育的物质保障，充分发挥校园文化在医学生人文精神培育中的作用，积极探索思想政治教育与医学专业教育协同育人的有效途径，着力构建特色鲜明的医学人文教育模式，以引领医学人才培育，彰显医学人文精神特有的育人效果。

最后，医学院校应结合地域、专业等实际，着力打造医学人文教育特色举措，培育具有大医大爱的卫生与健康人才；通过开展理论研究、课程体系构建、课堂内外教育的组织与实施，培育医学生对医者仁心的感受和认知，并引导医学生将医学科学技术、人文精神融会于自身素质。

2. 强调人文育人，构建完整医学人文教育体系

首先，树立医学与人文并重理念，构建结构合理的医学人文课程体系。医学院校普遍重专业轻人文现象严重影响了我国医学生的综合素质的提升，从而影响我国医院服务质量。构建合理的医学人文课程体系，通过分类指导，划分必修课程和选修课程，使学生在完成规定的人文课程外有根据兴趣和需求选择的余地。医学院校应增加人文课程在教育总学时中所占的比例，除必修的5门思想政治理论课（《马克思主义基本原理概论》《毛泽东思想和中国特色社会主义理论体系概论》《中国近现代史纲要》《思想道德修养与法律基础》《形势与政策》）之外，医学院校应增加医学伦理学、医学哲学、医学美学、医疗纠纷防范与处理等医学与人文交叉课程。同时，建设医学人文讲堂，邀请名师、大家开设医学人文论坛，通过名师、大家的言传身教感化学生。这些论坛名师经验丰富、信息量大、覆盖面广，能够给医学生带来丰盛的人文知识大餐，提高医学生的逻辑推理能力、思辨能力和权责意识，助推综合性医学人才的培养。

其次，深入挖掘专业课的思政内涵，推进将课程思政融入医学专业课程建设。医学专业教学是医学教育的重要组成部分，在医学专业课的教学过程中，医学专业教师应主动融入人文隐性教育，以适当形式、恰当时间在课堂上融会讲述医学人文经典案例和内容。增强专业教师的人文教学能力，强化临床教学中的人文教育，使他们在教学过程中能有意识地挖掘蕴含在专业课程中的人文内涵，在专业课教学中自觉地做到科学与人文的融合，不仅把专业知识和技能传给学生，更要把正确的世界观、人生观和价值观教给学生。同时，将人文教育的质量指标引入医学院校基础医学和临床医学课程教师的授课质量评价体系。

再次，建立人文评议制度，打造人文教育的长效机制。医学院校提高人文教育的比重，要从工作评价指标体系中构建。把医学人文精神建设纳入各单位、处室、科室工作业绩考核范围，把人文教育的组织保障、制度建设及工作成效等作为主要考核指标，注重管理理念的人文化建设。通过建设医学生人文综合素质测评制度、教师教学人文评议制度、医德医风考评制度、教师学术道德评价制度等，形成医学人文教育的长效机制。

最后，建设充满人文氛围的校园文化环境，提升医学生的人文精神。校园人文环境是医学生人文精神塑造的重要途径，良好的校园人文环境能潜移默化地熏陶和感染学生。医学教育要培育医学生的人文精神，应该着力营造"处处有人文、事事有人文"的良好校园氛围。学校不仅要加强校园物质环境的建设，还要重视校园组织制度环境和文化心理环境的建设。比如，在教室、宿舍和各类场馆悬挂医学名人名言，建造校友成就墙、医学生誓词墙等，建设校史馆、医学史馆、人体与疾病展馆、生命科学馆等，根据专业特色命名道路等，让医学生在校园文化建设中得到人文熏陶。

3. 加强文化传承，搭建医学人文教育工作平台

首先，以思想政治理论课和公共课为基础，大力加强医学院

校人文师资队伍建设。受"生物—心理—社会"医学教育模式的影响，我国医学教育重医学知识和技能的培育，轻医学人文素质的养成。医学院校要改变单科建制的医学人文队伍分散的局面，逐渐组建专门致力于医学人文教育的教学科研团队；通过多种途径，对教师进行人文教育的意识和能力培训，提高他们的医学人文素养和开展人文教育的能力。

其次，加强医学人文教育研究，建设医学人文科研平台。医学院校要积极搭建医学人文科研平台，鼓励医学教育工作者加强对医学人文教育的研究：深入思考新时代医学教育的发展趋势；从理论与实践上探索人文知识与医学知识互动的规律；通过对医学人文课程授课方式及考核方式的研究，促进医学生人文教育质量的提升，培育医学生尊重生命、关爱人类的人文理念，切实改变我国医学教育中人文教育被边缘化的局面。

最后，加强医学生的人文实践活动，提高其对职业的适应能力。引导医学生积极参加关爱他人、服务社会的实践活动，尤其是引导医学生参加医疗卫生志愿服务活动，在每一次的活动中加强他们对生命与健康的理解和思考，增进对生命的尊重、敬畏和关爱，将人文教育活动"内化"为人文精神。

(二) 建立健全志愿服务体系，培育医学生的人文精神

1. 加强团队建设，凝聚志愿服务人文教育力量

志愿者团队是指由两个或者两个以上的志愿者为了共同完成某个具体任务或某个服务项目而结成的分工明确且相对独立的组织。加强志愿者团队建设，是医学生志愿服务有序进行的人力保障。首先，医学生志愿服务团队有着共同的奋斗目标。医学生志愿者团队组建的过程，就是寻找一批具有仁爱之心、甘愿付出的志同道合的医学生的过程。在医学生参与志愿服务状况的调查中，分析结果显示医学生参与志愿服务的动机，排在前面的分别是服务社会、提升人文素养、提高职业能力等。其次，加强医学生志愿服务团队的统一领导。团队不管大小，都需要统一的领

导，才能有效实现共同目标。医学院校志愿者团队一般由共青团指导，青年志愿者协会组织实施，根据不同项目内容组建项目分队，按照统一的决策部署，有序开展工作。再次，明确医学生志愿服务团队的分工。科学合理的分工，有助于发挥每位志愿者的作用，也是保障团队目标实现的重要基础。项目团队根据任务内容，细化人员分工，在分工过程中尽可能地发挥各自的优势与特长，尽量做到人尽其才，寻求工作效果最大化。最后，重视医学生志愿服务团队教师的作用。医学生志愿服务有其特殊的专业特点，应提高志愿服务师资管理的专业水平，指导教师要做好规划和科学管理志愿者队伍与志愿服务项目，指导帮助学生开展志愿服务活动，以更好地满足服务对象的多元需求。

2. 加强文化建设，打造志愿服务人文教育品牌

人文教育是指对受教育者的实践活动和意识活动进行的一种旨在促进其人性境界提升、理想人格塑造以及个人与社会价值实现的教育，其实质是人性教育，其核心是涵养人文精神。加强医学院校文化建设，就是在社会主义核心价值观引领下，将尊崇的医学人文精神作为医学生人文教育目标加以提炼并最终付诸实践的过程。做好医学院校志愿服务工作，推进医学生人文精神培育，要始终坚持和弘扬两种精神，即以"奉献、友爱、互助、进步"为代表的青年志愿者精神和以"人道、博爱、奉献"为代表的红十字精神。青年志愿者精神和红十字精神在本源上是相通的，都注重奉献，强调互助，只是他们所服务的形式和任务不一样。红十字志愿者主要从事的是医疗、健康、救援、人道主义服务等工作，是具有专业特长的志愿者群体，除了要具备爱心外，还要具备如人道主义知识、防艾、献血和造血干细胞知识、救援知识、应急救护知识等有关的知识储备与应用技能；而青年志愿者工作强调的是志愿服务，重在"服务"二字上。文化育人说到底就是通过潜移默化的方式，来引导人、激励人、约束人和塑造人。只有不断构建和完善医学院校文化建设体系，不断传承、弘

扬青年志愿者精神和红十字精神的强大生命力与感染力，才能使医学生真正拥有"医者仁心"的品性和修为。

3. 加强基地建设，构建志愿服务人文教育平台

基地建设是推进志愿服务常态化的重要保障。医学院校通过志愿服务市场分析、志愿服务需求分析、志愿服务供给能力分析等，结合专业特长在社区、企业、医院、乡镇等建立医学生志愿服务基地，将志愿服务、社会实践和实习实训有机融合，有助于发挥志愿服务在医学生人文精神培育中的作用。

（1）志愿服务基地建设特点

当前，医学院校志愿服务基地建设，体现出以下特点：一是数量多。随着大学生志愿服务意识的不断增强，医学院校志愿服务氛围的不断浓厚，目前各医学院校都建立了众多的志愿服务基地，以推动学生开展志愿服务活动。二是内容全。各个院系从支教、支农、支医、展馆服务、法律宣传、赛会服务等多个方面，从不同角度为医学生提供志愿服务的有效平台。三是参与广。医学院校通过老带新的方式，鼓励医学生广泛参与志愿服务，能够覆盖所有院系的大多数学生。四是助力强。志愿服务基地的建立为医学生提供了一个了解社会、服务他人、奉献青春的多元化平台，助力医学生持续、有效地开展志愿服务。

（2）志愿服务基地存在的问题

一是专业特色不突出。医学院校志愿服务虽然体现出数量多、内容全等特点，但与医学相关专业融合不明显。志愿服务基地作为医学院校人才培育的功能发挥不够，志愿服务活动与医学人文教育脱节，医学生志愿者难以从自身专业领域中受益。二是共建关系不稳定。基地建设的双方是提供服务与接受服务的关系，很多基地在建立之初仅有基本框架式的协议，缺乏严格的实施制度与保障机制，缺乏连续性和规范性，难以形成良性的、持续的共建机制。三是基地发展不平衡。由于学院规模、学科特点、领导理念等多方面因素，医学院校志愿服务基地发

展不平衡，存在一定的差异。调查发现，学院领导重视、专职教师跟进、专业融合度高的志愿服务基地发展态势良好，对医学生人文精神培育起到了有力的推动作用。

（3）志愿服务基地建设探索

一是医学生志愿服务内容要贴近专业。医学院校应该尽量考虑到参与志愿者的专业特色，使志愿服务与专业知识相关，使基地具有专业特色，能够使医学生志愿者学以致用，促使医学生志愿者在志愿服务中能够发现专业领域内的新问题，得到更高层次的专业提升。二是共建基地运行制度要规范有效。建立、健全和完善规章制度与工作机制，能够使志愿服务基地健康、稳定、持久地运行下去，保证志愿服务基地的发展。三是志愿服务激励保障要及时跟进。医学院校要把激励方式与医学人文精神培育的目标结合起来，以精神激励为主，并做好安全教育动员与责任落实，切实保证每一位志愿者的人身与财产安全。四是医学生志愿服务能力要不断提升。根据不同的性别、专业和年级，通过定期开展相关培训，着重培育医学生志愿者的沟通协调能力、团队合作能力、创新思维能力、医学社会责任感等，提升医学生志愿者的医学人文素质和能力。

（三）提高志愿服务管理水平，强化医学生的人文行为

1. 加强组织管理，规范志愿服务有效运行

（1）志愿者招募

医学生志愿者招募是志愿者组织管理的第一个环节，也是做好志愿服务工作的基础。志愿者招募需要尊重医学生参与志愿服务活动的意愿，从而激发医学生参与志愿服务活动的热情。在志愿者招募过程中，应遵循三个原则。一是自愿性原则。志愿服务的重要特征就是自愿性，体现于志愿者的招募、活动开展等各个环节。作为医学生志愿者，志愿服务内容有专业性和广泛性的特点，每个医学生志愿者是参加专业性强的志愿服务，还是一般性的大众志愿服务，都应该做到尊重他们的意愿，尊重他们的选择

权。医学院校志愿服务一般在团组织的领导下开展，应尽量避免行政性安排，以免产生"被志愿"的情况。二是公平性原则。志愿服务，根据招募条件进行公平选拔，为志愿服务活动选拔合适人选。只有坚持公平选拔，才能促进志愿服务的可持续发展。三是广泛性原则。志愿者组织部门应该从新生入校开始，通过开设讲座、图片展、新媒体等多种形式进行广泛宣传，并积极动员广大医学生积极参与，使得"我志愿，我快乐，我成长"在校园里蔚然成风。同时，根据志愿服务项目持续时间的不同，分为经常性志愿服务项目，如食堂文明志愿者、爱心敬老服务等，以及专项活动志愿服务项目，如铁人三项大赛、省运会志愿服务等。

（2）志愿者培训

志愿者培训就是为了完成志愿服务工作而对志愿者传授相关知识的活动。针对在校医学生志愿者的培训主要包括基础知识培训、项目知识培训、岗位知识培训。志愿者培训效果决定了志愿者的服务质量和水平，对于提高医学生志愿者的综合人文素养起着重要作用，是志愿者组织和管理的重要环节。在医学生志愿者培训过程中，应遵循三个结合。一是坚持业务培训与人文教育相结合。在加强业务培训的同时，组织方抓住有利时机，做好医学生人文教育和引导工作。通过志愿服务培训潜移默化地影响医学生深层次的思想问题，对医学生志愿者明确自身责任，保持阳光心态和坚韧的意志品质至关重要。二是坚持理论知识传授与实践锻炼相结合。在传授基本理论的基础上，注重实践锻炼，使医学生志愿者在社会实践中提升医学人文职业能力和意志品质，在实践中培育团队精神，培育良好的心理状态。三是坚持普通培育与重点骨干培育相结合。医学生志愿者骨干是志愿者团队的核心，能否发挥核心的引领作用，是志愿者工作能否成功的关键。志愿者组织方在做好普通志愿者培训的基础上，也要注重骨干志愿者的培训。志愿者组织方不仅要加强志愿者教师管理队伍的培训，还要加强医学生志愿者骨干的培训。志愿活动应充分发挥骨干志愿者的作用,在工作中锻炼医学生志愿者的人文行为。

(3) 志愿者管理

志愿者管理是为了保证志愿服务工作顺利进行,通过人员的合理配置,在志愿服务组织的统一领导下,有计划、有组织、有步骤、有目标地进行志愿服务活动。志愿者管理对于志愿服务活动的顺利开展起着关键作用。志愿者管理要遵循三个原则:一是以人为本。志愿者管理部门要尊重志愿者的时间、兴趣、民俗等方面的需要,做到服务前认真调研,关心志愿者遇到的困难和问题,为其参与志愿服务提供必要的保障。二是精神引领。将"奉献、友爱、互助、进步"的志愿者精神与社会主义核心价值观相结合,加强对志愿服务的宣传,让广大医学生志愿者在志愿精神的引领下,激发参与志愿服务的内在动力,自觉将志愿服务升华为人文行为,将自身追求和国家民族的未来有机结合。三是安全保障。医学生正处于人生成长的重要时期,对各种潜在风险认识不足,而且大学生是社会特别关注的群体,如果发生重大安全事故,不仅会影响大学生的成长成才,也会造成严重的社会影响。志愿服务组织在开展活动前,要对安全状况进行认真评估,加强安全教育,制定安全预案,根据活动实际购买相应的人身意外伤害保险,做好安全保障。

新形势下,医学院校应该做好志愿服务的调研工作,掌握医学生志愿服务的全面情况,创新运行管理机制,推动志愿者管理工作更加科学高效。一是建立健全组织机构。科学制定发展规划,成立由学校主要领导统筹、分管校领导牵头、相关职能部门协调实施的志愿者工作领导小组,为志愿者工作提供强有力的组织保障。二是制定完善管理制度。通过制度进一步加强志愿者团队的管理,完善志愿者团队组织建设,规范志愿者活动,提高各部门的工作质量效率,推进志愿服务工作制度化、规范化、常态化。三是建立有效运行机制。逐步建立"党委统一领导、部门共同参与、共青团组织实施"的工作机制和加快形成全校志愿服务

"一盘棋"格局，开创志愿服务人文育人新局面。

2. 完善考评机制，构建志愿服务评价体系

随着志愿服务事业的深化发展，各环节工作都亟待规范与加强，医学生志愿服务考核评价已成为志愿者最为关注的一个方面，应将考核与学分、人文教育等融合，激励医学生志愿者在服务活动中更好地奉献自我、服务社会，从而提升医学生的人文行为。

（1）医学生志愿者考核评价现状

一是考核评价标准不够全面。医学专业的性质与特点决定了对志愿者的评价方向，应该更多地以专业知识和专业技能深入社区深层次的卫生与健康服务的效果为重点。然而，在实际工作中，医学院校对医学生志愿者的考核评价几乎都以出勤率或服务时数为唯一标准，虽然这样的标准具有一定的合理性；但忽视了服务质量、服务效果与人文精神培育间的关系，考核评价的全面性得不到有效的保障。二是考核评价方式简单。医学院校志愿服务工作通常自成体系，一般是学校团委指导青年志愿者协会独立完成志愿者的招募、培训、管理等一系列工作，尤其是在对志愿者的考核评价方面，学校团委、青年志愿者协会基本上采取的是自上而下的考核评价方式，既没有第三方的参与，也缺少志愿者的参与，考核评价的客观性难以保证。三是考核评价手段单一。医学院校志愿服务工作虽已进入常态化发展，但是对志愿者的考核评价手段单一。对志愿者考核评价一般都是由部分相关管理人员主导，以老师指导、学生干部为主的一次性的集中式综合考核评价，缺乏相关人文教育者、辅导员、班主任等群体的参与，考评人员的主观印象对考核评价影响较大，考核评价的准确性不够。四是考核评价目标不明确。医学院校志愿者的来源主要是在校学生，少数教师能够长期参加，志愿者队伍相对广泛，但由于学制问题缺乏稳定性和长期性。医学院校考核评价志愿者的真正目的，不应该仅仅止于简单的物质奖励、精神鼓励或综合素质考

评加分，而是应该着眼于找出不足和找到提升志愿者能力与素质的途径，从而提升医学生的人文素养，实现医学人才培育的教育目标。

（2）医学生志愿者考核评价指标体系探索

一是基础性评价指标。基础性评价指标主要包括志愿者的出勤率、服务时数，这是志愿者考核评价指标体系中最易于量化的两个指标，也是保证志愿服务活动正常开展的基础。出勤率与服务时数都达到一定标准，即可评定志愿者已基本合格。二是关键性评价指标。关键性评价指标主要包括医学生志愿者的服务能力、对象满意度、组织方满意度及志愿者之间的互评，这些在志愿者考核评价指标体系中不容易直接量化，但是志愿者组织可以通过问卷调查、实地走访、个案访谈等形式，了解志愿者服务的效果，评估志愿服务项目的社会价值。三是参考性评价指标。参考性评价指标主要包括志愿者的志愿热情和志愿者自评，这是志愿者考核评价指标体系中不易被量化和操作的指标，这体现了医学生志愿者的主观意愿，考核的是志愿者对志愿服务的认知和态度。同时，将医学生人文素养纳入志愿服务的考核评价标准。在志愿者招募时，考察志愿者的综合素质，特别对医学生人文行为进行重点评估，针对不适合的行为进行专门分析，并有针对性地进行培训，提升其人文素养。在志愿服务过程中，引导医学生志愿者学习借鉴其他志愿者的服务经验，通过对照发现自身专业技能和人文精神存在的不足，规范自身人文行为。

3. 建立长效机制，推动志愿服务持续发展

（1）激励机制

激励机制是指根据学生在志愿服务活动中的表现，给予一定的奖励和表彰，鼓励学生积极参与学校组织的各项志愿服务活动。国内外志愿服务研究表明，志愿服务激励机制与志愿服务活动的开展有着很强的内在正相关性。医学生志愿者具有一定的思想觉悟，热心社会公益事业，利用自己的医学专业知识与技能，

为社会和他人提供无偿性的自愿服务。建立医学生志愿服务激励机制，能够进一步规范志愿者活动，激发志愿者参与更多社会实践，推动志愿服务持续发展。

一是组织激励。医学生志愿服务多数情况是由学校或实习医院组织开展的，作为组织方应该构建全方位的医学生志愿服务激励机制。首先，建立表彰制度。为进一步弘扬志愿服务先进分子精神，激励更多的医学生加入志愿服务队伍，医学院校需要建立常态化、制度化的评选表彰制度。例如，每年召开志愿服务表彰大会，评选星级志愿者和优秀志愿服务项目，颁发星级徽章和证书；开展网络志愿服务时长记录、志愿服务积极兑换等。其次，拓展奖励措施。将志愿服务工作经历作为推优入党、评优评先、学生干部选拔、奖学金评定等权重因素，在同等条件下优先向用人单位推荐被评选为优秀志愿者的毕业生，引导更多医学生融入志愿服务活动。最后，加大宣传力度。医学院校结合自身专业开展的很多志愿服务项目，都与医疗单位和社区紧密结合，要努力拓宽对志愿服务的宣传渠道，通过线上和线下相结合的方式，加大宣传力度，让更多的医学生志愿者和社区居民了解活动信息、参与方式、激励方式等，进而调动大家的积极性，培育广大人民群众的参与意识。

二是社会激励。在各种志愿服务激励办法中，社会激励最具有广泛影响力。高校、政府和社会组织应积极创造条件，对志愿服务活动进行适当的奖励，以激励在社会公益活动中帮助社会和他人的优秀青年，使志愿服务事业在广大青年中持续发展。例如，在广泛开展社会主义精神文明建设中，各个省市都可以推荐优秀志愿者参与"杰出青年""五四奖章"等荣誉的评选等，给予优秀志愿者相应的精神奖励和荣誉奖励。同时，进一步完善相关制度建设，通过制度的建立使志愿者的合法权益得到保护，在全社会形成人人尊重志愿者、人人争做志愿者的良好社会氛围。

三是自我激励。自我激励是志愿者通过自身的理想与信念，激发作为社会中的一员，其主动服务社会的内在需求和动机，从而达到激励自我的目的。自我激励内涵丰富，不同的理解会产生不同的内容，这其中包括自我价值激励、自我成就激励、自我成长激励、自我幸福激励等。自我价值激励，即志愿者在参与志愿服务活动中，发现自己的价值和作用，从而激励自己再接再厉提供更高水平的志愿服务；自我成就激励，是志愿者在志愿服务活动中用真诚、专业的服务得到社会的肯定，从而在心中产生良好的激励作用；自我成长激励，即医学生作为未来社会卫生与健康的守护者，着眼于医者职业发展的追求，从而在内心激励自身更好地参与社会服务；自我幸福激励，即医学生志愿者在为别人提供帮助的同时，志愿者自身在服务过程中所获得的点滴快乐与幸福体验。

（2）保障机制

建立和完善志愿服务保障机制，是保护和推动志愿服务事业健康发展的保障与支撑。在我国志愿服务事业蓬勃发展的同时，相比世界上一些志愿服务开展比较成熟的国家，我国在明确权责、规避风险、基础保障等方面还有差距。例如，法制欠缺、资金欠缺、服务能力欠缺、保障措施欠缺、社会认同欠缺等，这些都制约了我国志愿服务事业的顺利发展。

一是立法保障。国外一些志愿服务开展比较成熟的国家，都制定有相应的法律来为公民参与志愿服务明确权责、规避风险。这些志愿服务相关立法更为注重对志愿者的培训和保护，除了规定志愿者的培训和时间投入之外，法律还对志愿服务过程中的角色定位有着明确的分工，派遣方、接收方和协调方各自拥有相应的权利与义务，以为志愿者提供全方位的保障。政府鼓励志愿者长期参加志愿服务，并对此进行记录，进而给予各种鼓励。相对完整的立法体系使得志愿服务整个过程都在法律的规定里操作。2017 年 8 月，国务院颁布了《志愿服务条例》，对我国志愿服务事业的发展做出了全局性谋划和法制保障，对我国志愿服务组织的法律地位、规范管理和活动开展等进行了系统规定，推动了志愿服务的制度化、常态化发展，提升了志愿服务的整体效能，从根本上解决了我国志愿服务领域基本法缺失的状况。

二是资金保障。志愿服务本身不需要支付报酬，但志愿者在服务过程中会产生基本服务成本。同时，志愿者组织的管理、培训、评估、奖励也需要资金支持。另外，志愿服务过程中的安全防护、保险、权益损害的代偿等，这些都需要资金做保障。目前绝大多数医学院校志愿者组织的资金来源都是学校团委划拨的经费，很少有高校设置专门的志愿活动经费。经费缺乏无法支持志愿者们开展多样的服务活动。目前志愿者尝试的筹款措施有限，一是合作基地的资金支持及拉赞助等形式募集，但困难在于窗口狭窄，金额十分有限，愿意提供资金支持的一般只有部分社区以及红十字会、共青团等相关组织；二是参与学校的志愿服务项目大赛，这种附带奖金的比赛数量少且获奖名额少，也并不是所有高校都在开展，无法作为志愿组织活动的资金保障。各医学院校可以志愿服务这一医学生人文精神培育实践平台为着力点，建立志愿服务专项资金，以长期保障医学生志愿服务活动的资金来源，促使医学生志愿服务活动持续发展。

第三节　医学院校"天使志愿者"建设的实践案例

志愿服务秉承"奉献、友爱、互助、进步"的宗旨和理念，是公众参与社会生活的一种非常重要的方式，是一个国家、地区或城市现代社会文明进步的重要标志。在广大医学院校深入开展志愿服务活动，有利于提升医学生的思想道德素质，培育医学生的人文精神和促进医学生人文行为的养成，是新时期构建"三全育人"工作体系、落实"立德树人"根本任务的有效路径。白衣天使，是对医护人员的美称。医学院校应结合专业特色、发挥专业所长，把医学生志愿者工作与教育教学、人才培育、社会服务相结合，建设一批固定的志愿服务基地，打造一批医学特色的志愿服务项目，构建医学院校"天使志愿者"特色志愿服务品牌，形成"一体两翼三联十化"教育模式，即坚持"一条理念"、弘扬"两种精神"、抓好"三个环节"、提升"十化举措"，引领新时代医学生的人生态度和生活时尚，推进越来越多的医学生在志愿服务中健康成长。

一、坚持"一条理念"

党的十八大以来，以习近平同志为核心的党中央，始终把"立德树人"作为学校教育的根本任务。高校培育的是社会主义接班人，高校要适应新时代中国特色社会主义事业建设的需求，培育立场坚定、品德高尚、务实创新、担当有为的人才。医学院校"天使志愿者"建设理念，是在对医学院校如何构建"三全育人"工作体系进行深入思考、系统谋划、长期实践的基础上提出来的，是医学院校落实"立德树人"根本任务的人才培育的重要理念。

（一）建设"天使志愿者"是加强医学生思想政治教育的重要渠道

新时代医学生思想政治教育工作不仅面临与普通高校相似的困境，还存在着医学院校特有的困惑。当下高校的思想政治教育效果不理想，更多停留在以说教式为主的课堂教学方式，仍缺乏符合本校实际的长效机制。志愿服务所倡导的"奉献、友爱、互助、进步"精神，是人类社会文明发展中不可缺少的一部分，是社会主义核心价值观的重要体现，是高校思想政治教育的重要内容。因此，医学院校结合专业特色建设"天使志愿者"，可以营造浓郁的医学志愿服务文化氛围，有利于推动医学生形成"处处志愿、时时志愿"的良好风尚。通过志愿服务实践，补充医学"第一课堂"的人文知识，有利于医学生提升思想道德素质和医学人文素养，养成关爱他人、服务社会的医学人文行为。这有利于引导医学生了解基层、拓展职业认知，形成正确的世界观、人生观和价值观，提高医学生思想政治教育的实效性。

（二）建设"天使志愿者"是培育"新医科"优秀人才的有效路径

新时代，教育部提出加快实施"六卓越一拔尖计划 2.0 版"，重点强调"四新"，即新工科、新医科、新文科、新农科建设。探索符合新时代需求的"新医科"人才培育路径对于医学院校教育教学改革尤为重要。未来医学教育发展将立足服务生命全周期、健康全过程，在实施传统医学教育模式的基础上，将聚焦医工、医理、医文的跨领域交叉融合。一位优秀的医务人员应具备仁爱、敬业、奉献的良好职业素养，而这与"奉献、友爱、互助、进步"的志愿精神高度契合。医学生参与健康宣讲、康复训练、关爱陪护等项目的志愿服务，有利于训练医学专业能力，培育医学专业精神。建设"天使志愿者"，引导医学生以健康身心面对人生，以自信态度面对职业，以阳光心态融入社会，有利于实现对医学生的人文教育，推动医学生人文精神的养成。因此，建设"天使志愿者"，推进医学生志愿服务全员化、专业化、常态化、项目化、品牌化，有利于深化"新医科"人才培育体系的理论与实践研究，进一步推进"新医科"的建设与发展。

（三）建设"天使志愿者"是助力"健康中国"战略的重要平台

医学生志愿服务是社会主义精神文明建设的重要内容，同时也是推进健康中国建设的组成部分。在各领域医疗服务专家的指导下，以医学院校广大师生为参与实施主体，着力在健康科普教育、特殊人群照护、医患关系构建、精准健康扶贫等方面开展志愿服务工作，建立医学生志愿者与帮扶对象之间的长效关怀机制，可以帮助缓解社会矛盾、缓和社会压力，给受助者在政府和社会之间建立起广泛的缓冲地带，带来心灵上的慰藉和实际的受益。同时，医学院校应将实践育人的作用发挥到实处，强化医学生的志愿服务精神培育，使其在服务中学习、提升，为推进健康中国建设而努力。

二、弘扬"两种精神"

建设医学院校"天使志愿者"实践育人工作体系，要突出医学生专业特色，坚持和弘扬两种精神，即以"人道、博爱、奉献"为代表的红十字精神和以"奉献、友爱、互助、进步"为代表的青年志愿者精神。

红十字志愿者服务所弘扬的"人道、博爱、奉献"的精神，其精髓是弘扬助人为乐、关爱他人、奉献社会的精神。医学院校以思想政治教育为中心，以红十字精神教育为抓手，通过形式多样、内容丰富的活动来教育跟进，可以帮助医学生树立远大志向——以救死扶伤为己任、以"人道、博爱、奉献"的红十字精神为内在需要，拓宽医学生对生命价值的理解，引领医学生树立正确世界观、人生观、价值观。作为未来救死扶伤的医务人员，对医学生进行红十字精神的宣传和教育显得尤为重要。青年志愿者精神"奉献、友爱、互助、进步"的精髓是弘扬助人为乐、无私奉献、和谐安康的精神，培育青年人群体乐善好施、勇于实践、团结协作的青春正能量。医学生正处于青年时期，是理想信念形成的关键时期，开展医学生志愿服务，可促使医学生主动调整就业心态，培育扎根基层、服务基层的就业观，增强职业认同感。同时，志愿服务能够让医学生有机会接触到更多的社区群众，扩大人际沟通交流的平台，促进医学生人文素养的提升。

红十字精神和青年志愿者精神在本源上是相通的，都注重奉献，强调服务。医学院校要紧紧把握这两种精神实质，充分利用好各要素，以全面有效地发挥应有的教育实践功能。

三、抓好"三个环节"

医学生志愿服务活动是加强学生思想引领、培育学生道德情操、锻炼学生成长成才的重要渠道。为了规范运作，保证效果，要着重抓好三个关键环节。

一是抓好招募环节。志愿者招募是志愿者组织管理的第一个环节，也是做好志愿服务工作的基础。在每年新生入学时，要积极利用板报、广播、电视、微博、微信等渠道，宣传志愿服务活动的重要意义，在校园内营造一种良好的氛围。在广泛动员的基础上，本着自愿、公平的原则，将真正热爱志愿者工作的医学生招募进来，保证志愿者的质量。志愿服务活动不仅需要大批普通岗位的志愿者，也需要有一定特长的专业志愿者，因此，招募过程中要合理设定和解释基本条件和岗位条件。志愿者招募是医学生志愿服务活动中的基础，需要主管部门高度重视，精心做好招募的各个细节。

二是抓好培训环节。志愿者的培训对于提高志愿者的素质起着重要作用，是志愿者组织和管理的重要环节。培训环节是为了完成志愿服务工作而对医学生志愿者传授相关知识并进行相关技能的训练，主要包括基础知识培训、项目知识培训、岗位知识培训。基础知识培训主要有志愿服务理念的培训、志愿服务心理健康知识的培训、志愿服务礼仪的培训、志愿者沟通技能的培训、志愿者团队建设理论的培训、安全教育及应急处理的培训等。项目知识培训主要有志愿服务项目基本概况、志愿服务项目地域情况等。岗位知识培训主要有岗位职责、工作流程、注意事项等。

志愿者培训，师资队伍建设是重要基础，要努力建成类型多样、特色鲜明、作用明显的志愿服务师资队伍。通过开展形式多样、内容丰富的培训，增强培训的吸引力和效果，从而提高全体志愿者的素质和能力，营造志愿服务的良好氛围。

三是抓好管理环节。青年志愿者协会成员来自不同年级、不同专业，必须有一套严密的管理体系，才能保证活动的统一性。志愿服务活动要在学校党委领导、团委指导下，由专职团委干部负责具体工作，不断完善青年志愿者协会建设，在全校范围内选拔优秀学生干部，保证整个组织管理工作有序顺畅。要不断完善青年志愿者工作章程，明确志愿者的责任与要求，加强志愿者工作的日常管理，推进志愿者管理工作数字化、项目化。青年志愿者工作的发展需要有效的政策激励机制，学校要将志愿服务经历作为各项评优工作的必备要求，每年开展青年志愿者优秀个人和组织奖评选，积极选树典型，不断加强宣传；通过建立保障机制，对志愿者参与服务的权益给予保障，激励广大医学生积极参加志愿服务活动，从而促进志愿者服务可持续发展。

四、提升"十化举措"

"天使志愿者"实践育人体系启发广大医学生的行为自觉和健康成长，是一个体现全员育人、全过程育人、全方位育人的立体化实践育人体系。为保障医学院校"天使志愿者"建设健康发展，应坚持全员化、全程化、专业化、常态化、项目化、品牌化、基地化、制度化、团队化、人性化的十项建设举措。

1. 全员化

全员化志愿服务理念，旨在以志愿文化作为校园人文精神构建平台，以建设"天使志愿者"为依托，打造全校师生共同参与的志愿服务氛围，让更多的医学生投身到志愿服务，让每一位志愿者都能够在志愿服务中健康成长，让志愿服务成为每一位医学生的美好回忆。

2. 全程化

医学生的人文精神培育是一项长期的过程，从大一入校开始，贯穿医学教育全过程。高校应打造从课内到课外、校内到校外、线下到线上、理论到实践的全过程，实现全过程育人。

3. 专业化

新形势下对医学生志愿服务提出了更高的要求，志愿服务不仅需要满腔热情，更需要专业技能做铺垫，需要科学组织才能发挥最大作用。医学生志愿者在保证志愿服务和学习、生活两不误、两促进原则下，在专业教师具体指导下，科学理性地安排自己的志愿服务时间与内容，通过自身的医学专业优势，为服务对象带来专业帮扶，让付出更科学、更有意义。

4. 常态化

为克服志愿服务活动形式化的不良现象，应建立常态化志愿服务机制。医学院校依托专业和基地，努力形成全校一盘棋，二级学院有品牌，班级有项目，周周有活动，人人有参与的志愿服务氛围。

5. 项目化

为了便于志愿服务的管理，提高服务工作效率，树立项目服务品牌，要在对志愿服务项目进行调研和可行性论证基础上，以项目化运作方式开展志愿服务。医学院校志愿者组织将志愿服务项目面向全体志愿者公开立项，通过自主申报、学院推荐、综合评审等环节，确定一批重点项目给予资金扶持，并提供骨干培训、专业指导等个性化服务。并通过项目监管、项目验收等后续工作，保证项目得以持续有效开展，并根据开展情况给予相关表彰奖励。

6. 品牌化

志愿服务品牌化强调发展医学生志愿服务品牌，注重服务知名度的提高。坚持品牌化的发展道路，依托优势项目，整合有效资源，打造差异化和个性化的品牌，增强自身的核心能力，是推动医学生志愿服务的持久性和高品质发展的必由之路。

7. 基地化

根据不同学院的专业特色，加强与校外各种组织的合作，通过建设志愿者服务基地达到进行长期的固定的志愿服务的目的。一是要结合医学专业选择相关的志愿服务基地，使志愿服务内容和所学专业相互推动，例如康复训练中心、老年公寓、残疾人联合会等。二是要重点加强爱国主义教育基地、农民工子女学校、医院、博物馆、社区等相关领域的基地创建工作，探索医学生志愿者为社会和谐发展服务的平台。

8. 制度化

做好顶层设计是"天使志愿者"有效开展的关键。医学院校要出台"天使志愿者"建设方案、志愿服务管理办法、将志愿服务纳入实践学分管理办法等文件；成立"天使志愿者"建设工作领导小组、志愿服务指导中心专门机构，建立"学校—学院—班级"三级志愿服务组织体系。

9. 团队化

团队化建设通过专业培训，让专家、学者、专业志愿者等通过授课辅导，使医学生志愿者的服务更专业，更贴近服务对象的实际需要。同时，可以有效地促进医学院校志愿者队伍的发展，实现志愿服务由单个到整体，由零散到系统，由片段到连续的转变，整合资源，借助专业建设优势，以专业团队的名义开展各项志愿服务活动，着力打造品牌团队，提高志愿者的荣誉感和团队感。

10. 人性化

志愿服务组织要加强创新管理，使志愿服务向着人性化的道路不断发展。打造人性化的医学院校志愿文化，包括 LOGO 设计、服装、口号等标识，开展分享交流促进人文提升。加强激励与保障，提升医学生参与志愿服务的积极性。推进志愿文化师资队伍建设，为医学生志愿者提供支持与保障。

结　语

　　医学院校应符合时代的要求，积极培养具有仁爱之心和精湛医术的医学生，坚持贯彻落实党的"立德树人"教育方针，着力提升医学生人文素养，促进医学生全面健康成长成才。因此，医学院校应以社会主义核心价值观为引领，培养新时代医学生人文精神，促使医学生将个人价值的实现与民族的伟大复兴结合起来。医学院校要同时努力推进"医学人文"和"医疗技术"的发展，将医学生人文精神的培养融入人才培养目标中，营造积极健康的人文教育环境，不断探索有效的培养模式。医学生人文精神培养是一个综合的系统的教育过程，是医学院校"三全育人"的重要体现。通过开展校园文化活动，可以拓展医学生的视野、锻炼医学生职业能力，为医学生树立正确的价值观提供重要保障，真正培育新时代健康中国战略发展所需要的合格健康医疗从业人员。

附：

以志愿服务为载体的医学生人文精神培育研究报告

摘要： 结合调查结果，对目前的医学人文教育的改进提出了一些建设性意见，有助于完善医学人文课程体系的建设，营造校园人文环境的氛围，拓展医学生社会实践的渠道，引导大学生在志愿服务实践中自我体悟、自我教育、自我管理和自我提升，在改造客观世界的同时改造主观世界，在为社会和他人的奉献中真正体悟到人生的价值和意义。

关键词： 志愿服务　医学生　人文素养　培育

一、项目简介

（一）项目背景

1993 年 12 月，共青团中央发起实施中国青年志愿者行动。20 多年来，广大青年志愿者走进西部、走进基层、走进群众，在雪域高原，在贫困乡村，在你我身边，挥洒着辛勤的汗水。21 世纪，人类进入了知识经济时代，具有科学素质和人文素质的人才是当今社会最需要的人才。同时随着人类社会发展和疾病谱的变化，人们逐渐认识到原有医学模式的不足。作为一个合格的医学生应当"博学而后成医，厚德而后为医，谨慎而后行医"，品德的培养也成了关键因素。现代医学模式已经转变为"生物—心理—社会"的医学模式，医学模式的转变，要求医学教育必须做出相应的转变，不仅要培养医学生的科学精神，还要同时培养医学生的人文精神。人文精神首先是"以人为本",不仅要关心有疾病的人群,还要从提高人类健康的角度出发,去关心全人类的健康。新型冠壮病毒肺炎疫情的突然暴发使得更多的人投入志愿服务,但走在前线的仍然是我们的医务工作者。这更加证明,作为一名在校医学生,应当培养以志愿服务为载体的人文精神。本次调查问卷的目的是对在校医学生的志愿服务情况进行调查研究。

(二) 调查目的

本次调查的直接目的是了解现阶段医学院校生志愿服务的现状及医学生对青年志愿者行动的认识、理解、心态及存在问题;为了改进医学院校对医学生志愿服务的建设,进一步加强医学院校青年大学生志愿者工作力度,丰富激励和组织方式供决策参考;为了更好地调动医学生参与服务社会的积极性,激励医学青年深入基层锻炼,促进医学生人文素质培育和专业技能知识有效结合。

二、项目实施

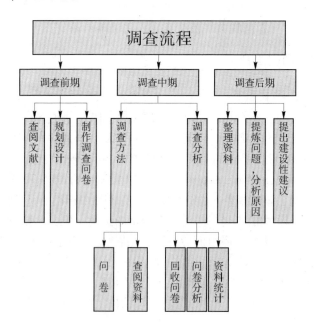

三、项目成果

（一）基本情况

本次调查研究的对象为云南各大医学院校师生，主要是对医学生人文教育必要性的认识以及人文知识的掌握情况和志愿服务情况进行调查。我们采用问卷调查的方式发放问卷 4000 份，回收有效调查问卷 3812 份，问卷的有效回收率为 95.3%。本次调查对象男性占比 25.39%，女性占比 74.61%，其中公办本科院校占比 25.34%，民办本科院校占比 24.29%，公办专科院校占比 26.55%，民办专科院校占比 23.82%。在所有院校当中，曾经担任学生干部者占比 54.09%，未担任学生干部者占比 45.91%。

（二）调查内容

1. 关于志愿服务的态度、认知、实践情况

（1）参加志愿者服务活动（校内校外）

志愿服务具有深刻的历史性和时代性，国家和社会的历史以及制度性情境为志愿组织的发展、志愿服务的实践提供了思想指引，创造了发展和行动的空间。

参加志愿服务活动次数比例图

次数	人数	百分比（%）
10 次以上	423	11.1
7~9 次	251	6.58
4~6 次	751	19.7
1~3 次	1730	45.38
0 次	657	17.24

分析：调查数据显示，大部分医学生参加志愿服务活动较少，一般为 1~3 次，占总人数的 45.38%；但仍有部分人员参加

志愿服务活动达 10 次以上，占总人数的 11.1%；甚至还有 17.24% 的医学生从未参加过志愿服务活动。由此可以看出，志愿服务两极分化较为严重。

（2）医学院校在进行人文课程教学的过程中，志愿服务教育方式所占比重情况

志愿服务活动与专业教育结合比例图

开展情况	人数	百分比（%）
经常开展	1187	31.14
偶尔开展	1618	42.44
从来不开展	184	4.83
不清楚	823	21.59

分析：从开展的情况来看，经常开展和偶尔开展的占比高达 73.58%，但有 21.59% 处于不清楚状态，这说明学校在人文课程教学过程中，可能并未向学生明确表达教学目的。将目前医学院校人文课程与志愿服务的结合率进行调查和分析，可得改进医学人文教育的最"优"方式，促进医学人文素养教育与专业技能教育有效结合，推进志愿服务活动的开展。

（3）大学生参与志愿服务活动存在的问题

问题	人数	百分比（%）
公认度不高，不被众人认可	1231	32.29
参与服务的积极性有待提高	2547	66.82
组织性不强，活动松散和繁杂	1650	43.28
志愿者服务机制不完善	1894	49.69
志愿者服务活动资金缺乏	1867	48.98
相关机构执行力度不够	1029	26.99

问题	人数	百分比（%）
志愿活动类型单一	1222	32.06
其他	117	3.07

分析：此题为多选题，由数据可以看出仅有 3.07% 同学认为还有其他问题。在校医学生参与志愿者活动中存在的问题主要来自两个方面，外部环境与个人情况，积极性与组织性是公认的问题，外部环境服务机构机制不完善也影响了志愿服务活动的开展。

（4）志愿服务对哪些人文素养有所提升

人文素养	人数	百分比（%）
同理心	1989	52.18
沟通能力	3155	82.76
关爱患者的意识	2745	72.01
职业道德	2501	65.61
奉献精神	2974	78.02
社会责任感	3051	80.04
其他	93	2.44

分析：本次数据可以得出医学生人文素养和志愿服务的价值共性。在价值共性作用下医学生在实践中不断地提升自身的同理心、主动意识、社会责任感和协作精神等，并通过志愿服务活动体悟有爱心、有责任心、有理想和有职业素养的核心人文精神。医学生通过志愿服务的方式，将人文精神外化于行，表现出对生命的关爱、尊重和维护有重要意义。

2. 医学生人文素养现状

(1) 影响医学人文精神培育效果的最主要因素

因素	人数	百分比（%）
社会因素	1522	39.93
学校因素	607	15.92
家庭因素	189	4.96
自身因素	1417	37.17
教师因素	77	2.02

(2) 参与学校校园文化活动频率

频率	人数	百分比（%）
经常	824	21.62
偶尔	2730	71.62
从未	258	6.77

(3) 医学生对自身人文知识和素质的客观评价

评价	人数	百分比（%）
非常欠缺	153	4.01
比较欠缺	1483	38.9
不欠缺，但不满意	1722	45.1
不欠缺，很满意	454	11.9

（4）当前医学院校医学生的人文素质状况存在的问题

问题	人数	百分比（%）
社会公德意识淡薄	2271	59.5
心理承受能力差	2240	58.7
不善于处理人际关系	2413	63.3
对民族历史优秀文化了解少	2062	54.09
团队合作意识缺乏	2236	58.66
奉献精神不足	1802	47.27
社会责任感不强	2168	56.87

分析：在调查中我们发现大部分医学生愿意改善自身的人文素养状况，也迫切希望开展更多更好的人文素质教育，但是部分医学生却认为本校的人文课程的授课质量还需要提高。另外，因为是医学专业，医学生绝大部分时间都用来学习专业知识，导致很多医学生学习人文知识的时间和精力缩减。对于绝大多数医学生来说，人文知识还相对匮乏，人文素质和人文修养都需要进一步改善和提高。

3. 学校人文素养培育现况

（1）对医学生进行人文教育的主体

主体	人数	百分比（%）
思政教师	1098	28.8
专业课教师	863	22.64
人文教师	980	25.71
临床带教教师	519	13.61
辅导员教师	352	9.23

（2）课堂授课形式与志愿服务实践方式

实践方式及效果	人数	百分比（%）
授课为主，志愿服务为辅效果最佳	1753	45.99
志愿服务为主，授课为辅效果最佳	1605	42.1
授课最佳，无须志愿服务作为辅助	148	3.88
志愿服务最佳，无须授课形式	96	2.52
不清楚	210	5.51

（3）提高人文素质方面，学校应该加强的工作

学校应加强的工作	人数	百分比（%）
提高学生重视程度、完善评价体系	2962	77.7
提高人文课程质量，增加课程数量	2297	60.26
提高教师和管理人员人文素养	2031	53.28
优化人文教育环境、校园人文景观	2169	56.9
拓展教学方法，创新教学途径	2129	55.85
结合专业，开展有影响的人文活动	2065	54.17

分析： 在对医学生进行医学人文教育的主体的调查中，28.8%的医学生选择思政教师，22.64%的医学生选择专业课教师，25.71%的医学生选择人文教师，13.61%的医学生选择临床带教教师，9.23%的医学生选择辅导员教师。在对人文课程授课形式最佳的调查中，45.99%的医学生认为以课堂授课形式为主，志愿服务为辅的效果最佳；42.1%的医学生认为以志愿服务为主，课堂授课为辅的效果最佳。可见，大部分医学生支持将志愿服务融入到人文教学中，这对促进两者结合有重要的参考价值。医学院校应积极推动志愿服务教学实践与人文教育紧密结合，不断改善传统课堂的教学形式以提升教学效果，增强医学生的社会实践能力和社会服务能

力，为志愿服务与医学生人文教育更好结合搭建良好的平台。

在提高人文素养方面，学校应该加强什么工作的调查中可见，医学院校对人文素养教育的重视程度不够，师资力量不足，教师和管理人员的人文素养有待提高，在教学实践方面投入不足，对志愿服务教学实践的开展不够重视。

四、影响医学生志愿服务的原因分析

通过对云南各大医学院的问卷调查，对医学生的志愿服务理念、服务经历及其人文素养的培育渠道进行了调查，了解了他们对待志愿服务与人文精神的态度，并对他们的健康价值观进行了测定。综合本次研究结果，调查组进行了影响医学生志愿服务的原因分析。

（一）志愿服务组织平台和活动形式单一

医学院校志愿者的服务内容大多数是由校级团委负责安排的，服务对象和服务内容十分明确。但由校级团委安排的志愿活动，服务内容具有一定的局限性，这在相当大的程度上使得学生志愿者的工作积极性不高。

在活动内容和形式上，不仅过于单一，而且大多处在一个低水平的层次，比如帮忙打扫养老院卫生、对校园进行清洁、无偿支教等。就开展的服务项目来说，各高校情况基本一致，与医学生专业紧密联系的特色优势项目并未能开展。因为是医学专业，医学生的绝大部分时间都用来学习专业知识，导致很多医学生投入到志愿服务当中的时间和精力缩减，再加上时间上的强制安排，这降低了医学生志愿者志愿服务积极性。

（二）个体主动参与志愿服务的意识不强

医学生志愿服务观念意识薄弱。大部分医学生志愿者对志愿服务的认识不够全面，甚至还存在不少误区。或许是由于组织者在活动的策划上侧重活动本身，而对志愿者的服务认识和人文素养的教育不够深入导致的，并使大学生在志愿服务理念的提炼、弘扬和志愿精神的培养方面存在欠缺。

（三）志愿服务宣传力度不全面

虽然高校志愿服务已取得了不少成就，但是仍然处于初级阶段，发展过程中还存在一些实际问题。一方面，在高校里，医学生对志愿服务活动缺乏深度了解；另一方面，在社会上社会各界对志愿服务活动缺乏认同和理解。这样医学生志愿者无法对自己进行准确认知，从而影响了高校医学生志愿者参与行动的热情和积极性。

（四）医学生对志愿服务缺乏稳定的热情

大学阶段正是由学校向社会过渡的阶段，医学生的自我认识能力欠缺，"三观"还不够成熟，其意志力、自我控制力还相对较差。他们在参与社会服务的初始阶段，往往保持着较高的热情；然而在从事志愿服务的过程中，对于可能遇到的困难抗压能力不足，易产生浮躁的心理，并最终降低服务热情。

（五）志愿服务机制不完善

医学生志愿服务活动自开展以来，取得了一系列的成果，但是严密的志愿服务组织体制仍需完善。即便是一些正式的部门带头组织的志愿服务活动，也缺乏周密的策划和管理。往往只是在活动初期招募志愿者，在志愿者的培训及管理方面却存在着很大的问题；尤其是在一次次志愿服务结束后，因缺乏完善的网络管理服务系统，很多组织机构不再与志愿者联系，对志愿者的信息保留不完整，难以形成一套健全的服务机制。

（六）志愿服务活动资金难获得保障

资金短缺也是当前医学生志愿服务活动面临的严峻问题。首先，志愿者自身筹集资金的能力有限，经济来源不稳定且严重不足，志愿者在参与社会服务活动时的交通费、伙食费、材料费等必需的物资费用都得不到有力的保障。其次，医学生志愿服务的活动资金大多来源于学校或政府的财政拨款，很少通过社会筹措资金，不能得到充分的赞助与支持。

（七）志愿服务的激励措施不够完善

志愿服务组织管理部通常认为参与志愿活动是每个医学生应尽的义务，忽视对志愿者的激励。在参加志愿服务时，医学生做的工作大同小异，他们的工作效果和态度也经常被忽视，那些付出多的和贡献少的得到的补贴并无区别，存在随意性。在志愿服务的物质奖励和精神奖励方面都存在不足，可以看出志愿服务激励机制还不够完善，无法满足志愿者的荣誉感和自豪感，也无法保障志愿者的工作热情。

五、提升医学生志愿服务实效性的具体建议

（一）加强志愿服务平台建设，链接多元社会资源丰富活动内容

医学院校志愿服务组织应拓宽医学生志愿服务的实践途径，并结合医学生专业特点，探寻志愿服务的多元化，链接丰富的社会资源，为医学生人文素养培育提供全方位的支持。医学院校的学生可用自己所学组织开展富有特色的志愿服务活动，为医院、社区、服务中心、养老院等机构提供专业的志愿服务。这在为社会提供服务资源的同时，也为医学生锻炼和检验自身专业水平创造了难得的机会。医学院志愿组织应为医学生链接社会资源，如一些医疗机构、社区医院或社区服务机构，结合社会当前发展情况，为特殊群体提供医学专业有关服务，发挥医学专业优势，在服务社会的同时帮助他人，肩负起医学生对社会的责任和担当。与此同时，志愿服务组织可组织特色活动项目，充分展示医学生

的组织能力、参与能力，通过举办志愿服务特色项目大赛等比赛项目评选出有现实意义、可操作性强的志愿服务项目。

（二）激发医学生志愿服务意识，形成全员参与的实践育人格局

很多医学院校人文课程教育多采用"灌输式"的教学模式，其束缚了医学生的主动创造思维能力。医学院校应对传统教育教学模式进行改变，充分发挥教师的引导职能，凸显学生的主体地位，常与学生进行交流沟通，为医学生构建志愿服务平台，将技能实践和社会实践活动相结合，培养医学生的主动服务意识。在常规的人文课堂授课里，医学生只是机械地记忆，这导致医学生缺少人文实践经验，无法得到人文教育的预想效果。通过社会实践，有利于医学生深入地了解志愿服务的工作内容、了解志愿者服务项目。医学生通过理论联系实际，了解自身对人文知识理解和运用的程度，找出不足的地方，对人文知识进行自觉的补充，从而提高自身学习的自觉性和服务的主动性。

（三）加大志愿者活动宣传力度，营造良好的志愿服务氛围

青年志愿者协会大多在新生刚入学的时候，通过分发宣传手册、板报、视频、海报等形式，对青年志愿者的性质、精神要旨、服务原则等进行宣传。在新生面试环节，青年志愿者协会要严格把关质量，选拔有爱心、有能力、有经验的志愿者，将优质的生源招纳到志愿者组织中；要不定期进行培训，通过课程教育、实践活动等方式将专业知识传递给新成员，从而提高志愿者服务的质量和效果。志愿者服务组织要通过各种形式去召集一些有意愿参与志愿活动的同学，并努力使医学生对志愿工作有深刻的理解和认识，进而增强医学生志愿者的工作热情。

（四）提高志愿服务的保障力度，完善志愿服务的激励机制

医学生志愿服务的活动资金，大多数来源于学校或政府的财

政拨款，但目前高校医学生所面临的很多困境，均是由于资金短缺和社会筹资困难造成的。因此，国家应制定有效的资金扶持政策，发动社会各界力量来支持医学生志愿服务活动的展开。这可以拓宽医学生志愿服务资金的来源，为医学生志愿服务提供资金保障。同时还应当将志愿服务的事迹与医学生个人发展有机结合起来。对于在志愿服务过程中表现突出的同学给予奖励，将参与志愿服务活动的行为与医学生未来深造和就业挂钩，把参与志愿服务的次数和表现记录到医学生的个人档案中，优先向用人单位推荐。同时也要保护志愿者在服务过程中的合法权益不受侵害。在这些有力措施的激励下，相信会有越来越多的医学生愿意参与到志愿服务活动中去。

（五）完善志愿服务团体的管理机制，促进志愿服务持续健康发展

加强志愿服务活动的管控，促进志愿服务活动的民主管理，要结合医学生志愿服务团体实际情况，根据学生自愿组建志愿服务管理机构。由学校学生会或社团负责日常工作与指导，形成具有科学化、系统化的管理。

（六）完善志愿者的招募和培训机制，推动志愿服务活动蓬勃开展

志愿服务具有专业性强、范围广的特点，要求志愿者具备交流沟通、组织协作等技能。目前志愿者高校组织对志愿者的培训尚未规范化，在很大程度上不利于医学生志愿服务活动的深入发展。因此，各大医学院校必须建立专门的志愿服务培训机构，制定专门的培训时间及地点，指定专门的人员对参加培训的医学生进行辅导及考核。高校要加快建设医学生志愿者电子档案，把志愿者参加服务活动的时间登记到系统的电子档案中，并与服务的质量挂钩。建立医学生志愿者信息库，系统、全面、科学地将志

愿者服务时长等资料储存起来，有利于志愿者服务活动的队伍更加稳定，让医学生更愿意参与到志愿服务活动当中，使志愿服务活动质量得到进一步的提高。

六、深化医学生"天使志愿者"项目，推进专业志愿服务体系建设

在医学生人文精神培育的实践育人活动中，整合志愿文化的社会育人功能，开拓全新的文化认同空间，对培育医学生人文精神具有重要的价值。医学院校要始终坚持以立德树人为目标，以社会主义核心价值观为引领，以培养医学生职业道德和职业精神为工作重点，扎实有效地做好青年志愿者工作；通过实施医学生"天使志愿者"项目，构建坚持"一条理念"、弘扬"两种精神"、立足"三个层面"、抓好"四个环节"、建设"五项工程"、实施"六化战略"的以志愿服务为载体的医学生人文精神培育路径，推进专业志愿服务体系建设。

（一）坚持"一条理念"

党的十八大以来，以习近平同志为核心的党中央，始终把立德树人作为学校教育的根本任务。高校培养的是社会主义接班人，因此高校育人要适应新时代中国特色社会主义事业建设的需求，培养立场坚定、品德高尚、务实创新、担当有为的人才；要突出学生主体地位，营造"志愿服务、人人可为、事事可为、时时可为"的良好实践育人氛围。

（二）弘扬"两种精神"

做好医学院校志愿者工作，要始终坚持和弘扬两种精神，即以"奉献、友爱、互助、进步"为代表的青年志愿者精神和以"人道、博爱、奉献"为代表的红十字精神。青年志愿者精神和红十字精神在本源上是相通的，都注重奉献，强调互助，只是他

们所服务的形式和任务不一样。红十字志愿者主要从事的工作有医疗、健康、救援、人道主义服务等。红十字志愿者是具有专业特长的志愿者群体，除了要具备爱心外，还要具备如人道主义知识、防艾知识、献血和造血干细胞知识、救援知识、应急救护知识等有关的知识储备；而青年志愿者工作强调的是志愿服务，重在"服务"二字上。医学院校应结合专业特点，紧紧把握两种精神实质，通过对青年志愿者和红十字工作的整合，更加全面、有效地发挥其教育实践的功能。

（三）立足"三个层面"

医学院校青年志愿者工作以"弘扬志愿者精神，共筑美好中国梦"为主题，立足校园，服务社会，从"健康""安全""和谐"三个层面深入开展志愿者活动。通过发挥团队作用，引导在校医学生和社区居民广泛参与、主动建设，将"中国梦"的高度内涵与医学院校人文精神和社区居民精神、日常生活相结合，本着以学生为本、走进社区、服务居民、突出社会服务功能的原则，探索和实践更多更好的服务校园和社区的好办法、好形式，以促进校园和社区健康安全建设和营造和谐的环境氛围。

（四）抓好"四个环节"

青年志愿服务活动是加强学生思想引领、培养学生道德情操、锻炼学生成长成才的重要渠道。为了规范运作，保证效果，学校主要抓好四个关键环节：一是抓好组织环节。志愿服务活动在学校党委领导、团委指导下，由校团委副书记和专职团委干部负责具体指导青年志愿者协会的组建，在全校范围内进行选拔，使整个组织工作有序顺畅。二是抓好招募环节。每年新生入学，青年志愿者协会都积极利用板报、广播、电视、微博、微信等渠道，宣传志愿服务活动的重要意义，在校园内营造一种良好的氛围。志愿者招募在广泛动员的基础上，对所有报名的学生进行培训，严把质量关，将真正热爱志愿者工作的同学招募进来，保证了志愿者的质量。三是抓好管理环节。青年志愿者协会成员来自不同年级、不同专业，必须有一套严密的管理体系，才能保证活动的统一性。通过制定《青年志愿者协会章程》，明确志愿者责任与要求。四是抓好激励环节。青年志愿者工作的发展需要有效的政策激励，学校将志愿服务经历作为各项评优工作的必备要求，每年评选杰出青年志愿者、青年志愿者行动优秀组织奖，积极选树典型，不断加强宣传，激励广大医学生积极参加志愿服务活动。

（五）建设"五项工程"

"立足校园，服务社会"是青年志愿者工作的出发点，医学院校大力倡导"大医精诚"和"快乐志愿"理念，发挥专业特长，大力开展青年志愿服务活动，在实践中锻炼和培养医学生的优秀品格。医学院校以医学生暑期"文化、卫生、科技"三下乡活动为载体，深入开展医疗为民志愿行动；利用"五四"青年节、"5·8"世界红十字日、"6·26"国际禁毒日、国庆等重要节点开展集中性服务。逐渐打造具有医学院校特色、推进志愿服务常态化的"五项工程"，即以关爱农民工子女为主的"花朵工程"、以关爱退休教职工和孤寡老人为主的"夕阳工程"、以倡导志愿献血和捐献造血干细胞为主的"仁心工程"、以关爱残弱人士为主的"阳光工程"、以帮助"三难"学生为主的"温暖工程"，将"奉献、友爱、互助、进步"的青年志愿者精神深深扎根于青年心中。

（六）实施"六化战略"

医学生人文精神培育是一项系统工程，以志愿服务为载体开展医学生人文精神培育实践探索，要坚持实施"六化战略"。一是志愿服务全员化。全员化志愿服务理念，旨在以志愿文化作为校园人文精神构建平台，打造全校师生共同参与的志愿服务氛围。以创建"志愿者之校"为依托，从"第一课堂"与"第二课堂"两方面入手，开发并完善志愿者培训课程，构建志愿服务学分，探索并建立高校长效志愿服务体制与管理模式。通过志愿者精神与文化引导帮助医学生提高思想道德素质，培育和践行医学生人文精神。二是志愿服务团队化。团队化建设是指通过专家、学者、专业志愿者的授课辅导，让医学生志愿者的服务更专业、更贴近服务对象的实际需要。同时，可以有效地促进高校志愿者队伍的发展，实现志愿服务由单个到整体，由零散到系统，由片段到连续的转变；整合资源，借助专业建设优势，以专业团队的名义开展各项志愿服务活动，着力打造品牌团队，提高志愿者的荣誉感和团队感。三是志愿服务基地化。根据医学院校的专业特色，加强与校外各种组织的合作，通过建设志愿者服务基地达到进行长期固定的志愿服务的目的。第一要结合高校青年志愿者的专业选择相关的志愿服务基地，使志愿服务内容和所学专业相互推动；第二要重点加强爱国主义教育基地、农民工子女学校、医院、养老院、博物馆、社区等相关领域的基地创建工作，建立更多供医学生志愿者为社会做贡献的平台。志愿服务品牌化强调发展医学生志愿服务品牌，注重服务知名度的提高，坚持和谐发展服务平台。四是志愿服务专业化。新形势下对具体志愿服务提出了更高要求，志愿服务不仅需要满腔热情，更需要以专业技能做铺垫，需要科学组织才能发挥最大作用。医学生志愿者在保证志愿服务和学习生活两不误两促进的原则下，在专业教师具体指导下，科学理性地安排自己的志愿服务时间与内容，通过自身的医学专业优势，为服务对象带来专业帮扶，让付出更科学，更有意义。五是志愿服务项目化。为了便于志愿服务的管理，提高服务工作效率，树立项目服务品牌，在对志愿服务项目进行调研和可行性论证基础上，以项目化运作方式开展志愿服务。高校志愿者组织将志愿服务项目面向全体志愿者公开立项，通过自主申报、学院推荐、综合评审等环节，确定一批重点项目给予资金扶持，并提供骨干培训、专业指导等个性化服务。通过项目监管、项目验收等后续工作，保证持续有效开展，并根据开展情况给予相关表彰奖励。六是志愿服务品牌化的发展道路。依托优势项目，整合有效资源，打造差异化和个性化的品牌，增强自身的核心能力，是推动医学生志愿服务的持久性和高品质发展的必由之路。

志愿服务能够为美丽添光彩。当前，云南正在建设"中国最美丽省份"，这是一件需要举全省之力完成的大事，是需要所有云南儿女参与的大事。每一个人首先从我做起，建设美丽云南就有了燎原之火，为美丽而行动的涟漪就会不断激荡。在此基础上，作为云南医学生的一员，应该积极地行动起来，成就"中国最美丽省份"和提升自我人文素养，成为高素质、高品德和专业过硬的医学生。

参 考 文 献

[1] 马克思.1844 年经济学哲学手稿［M］.北京：人民出版社，1985 年，第 85 页.

[2] 卡西尔.人论［M］.上海：上海译文出版社，1985 年，第 263 页.

[3] 马克思恩格斯全集：第 46 卷（下）［M］.北京：人民出版社，2006 年，第 360 页.

[4] 石长平.实践美学是饱含人文关怀的美学［J］.重庆三峡学院学报，2007 年.

[5] 习近平总书记在中国共产党第十九次全国代表大会上的报告［N］.人民日报，2017-10-18.

[6] 顾丹丹，钮晓音，郭晓奎，胡翊群."新医科"内涵建设及实施路径的思考［J］.中国高等医学教育，2018（8）：17-18.

[7] 谭永旭.在战疫中立"民族魂"［EB/OL］.人民论坛网，2020-03-14，https://baike.baidu.com/item/人民论坛网.

[8] 习近平总书记在全国高校思想政治工作会议上发表重要讲话［N］.人民日报，2016-12-08.

[9] 崔晓娟.新疆高校人文素质教育发展研究［D］.石河子：石河子大学硕士论文，2011 年.

[10] 边巴次仁，王沁鸥，李键.以抗"疫"天使为榜样 做党和人民信赖的好医生［EB/OL］.新华网,2020-02-24,https://baijiahao.baidu.com/s？id=16594110642266609580&wf r=spider&for=pc.

[11] 列宁选集：第 2 卷 ［M］. 北京：人民出版社，1995 年.

[12] 邱秋云，李义丰. 论大学生社会主义核心价值观的培育——以志愿服务活动为载体 ［J］. 长春工业大学学报 (高教研究版)，2013 (1)：108-110.

[13] 王美春. 志愿服务：大学生践行社会主义核心价值观的有效载体 ［J］. 新商务周刊，2017 (3)：231-232.

[14] 陈佳薇，傅小林. 志愿服务是大学生践行社会主义核心价值观的有效途径 ［J］. 长春工业大学学报 (高教研究版)，2014 (4)：117-119.

[15] 陈卫东. 教育技术学视野下的未来课堂研究 ［D］. 上海：华东师范大学，2012 年.

[16] 邵建朝，周照. 大学生在志愿服务中践行社会主义核心价值观 ［J］. 山东农业工程学院学报，2017 (4)：88-89.

[17] 蒋直平，陈晚云. 志愿精神：大学教育的应然追求 ［J］. 理论与改革，2015 (5)：182-184.

[18] 迟相林，郭兆荣，周丽等. 解读现代版希波克拉底誓言 ［J］. 医学与哲学 (人文社会医学版)，2007，28 (9)：7-9.